iNfO
GraPhie

MÉDECINE, TOUT PRÉDIRE ?

LISE BARNÉOUD

cité des sciences & de l'industrie
Belin

Cet ouvrage s'inspire du thème de l'exposition *Médecine prédictive : l'explosion* qui a été produite par Universcience et présentée dans l'espace Science Actualité de la Cité des Sciences et de l'Industrie. L'exposition, dont Lise Barnéoud était l'auteur, a été réalisée sous la direction d'Alain Labouze et d'Isabelle Bousquet-Maniguet.

REMERCIEMENTS

L'auteur et l'éditeur remercient les chercheurs et médecins qui ont contribué à cet ouvrage par leurs relectures et leurs explications : Didier Sicard, Anne Cambon-Thomsen, Bertrand Jordan, Françoise Clerget-Darpoux, Dominique Stoppa-Lyonnet, Christophe Pison, Simone Bateman, Stéphanie Hennette-Vauchez, Henri Jautrou, Gauthier Chassang, Timothy Caulfield, Laurent Alexandre, sans oublier ceux qui ont accepté de témoigner dans ces pages. Merci aussi à Gisèle Moltrecht-Escure pour ses relectures attentives.

CRÉDITS PHOTOGRAPHIQUES

Couverture : bas © Hannah Gal/SPL/Cosmos, haut © Vladgrin /Istock/Thinkstock • **p. 9** © Martin Engelmann/ImageBroker/AGE • **p. 12** © CDRC-APHP/Phaniee • **p. 17** © INRIA/Asclepios • **p. 30** © Pascal Goetgheluck/ISM • **p. 43** © Françoise Peyrin, laboratoire CREATIS, INSERM U1044, CNRS 5220, université de Lyon, INSA Lyon, UCB Lyon • **p. 58** © Patrick Imbert/Collège de France • **p. 62** © Andrey Davidenko/Istock/Thinkstock • **p. 71** © The Henrietta Lacks Foundation/AP/Sip

CONCEPTION GRAPHIQUE

Rampazzo et Associés
www.rampazzo.com

RÉALISATION

Mise en page et illustrations d'ouverture : Nathalie Fatou

Infographies : Thomas Haessig
www.tessig.ultra-book.com

ISBN 978-2-7011-9317-5

MÉDECINE, TOUT PRÉDIRE?

Lise Barnéoud

DIDIER SICARD
Médecin, ancien président du Comité consultatif national d'éthique (CCNE)

Médecine prédictive : miroir aux alouettes ou changement radical de notre destinée ?

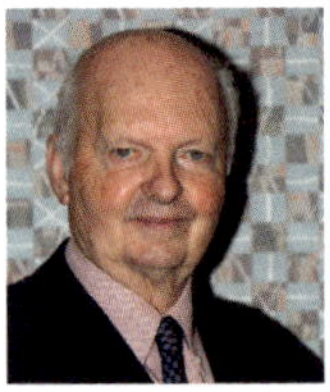

La réponse apportée par cet ouvrage facile d'accès, passionnant et parfaitement documenté, est « probablement ni l'un ni l'autre ». Car, si tout être humain est une mosaïque de plus de 20 000 gènes, de mieux en mieux connus, leur fonctionnalité, donc leur bienfaisance ou leur nuisance sont sans cesse influencés par leur interaction réciproque et leur rapport à l'environnement. « Un gène = une maladie » est une situation rare, voire exceptionnelle. Certes un gène muté peut à lui seul être le facteur prédictif nécessaire et suffisant pour l'expression d'une maladie, mais c'est loin d'être la situation la plus fréquente. Il est même peu probable que l'on découvre dans le futur un grand nombre de ces maladies dites monogéniques. Cette prévision prédictive a permis dans des cas rares une prévention spectaculaire, en particulier dans la sphère néonatale. C'est tout l'intérêt du dépistage précoce à la naissance de quelques maladies génétiques qui peuvent être prévenues dès ce moment.

Le plus souvent, cette prédiction se résume à l'annonce d'un destin immuable que seule la thérapie génique, encore balbutiante pourra peut-être un jour corriger. Ainsi, la situation la plus fréquente est celle d'une prédiction de probabilité statistique et ici commence l'embarras !

Avant la naissance, la diffusion récente des tests génétiques sur l'ensemble du génome à partir d'une simple goutte de sang prélevée chez la future mère place celle-ci devant un choix à propos d'un risque qui est très rarement binaire : il s'agit d'une probabilité statistique. Peu à peu, implicitement, l'être à venir est réduit dans son existence à un risque statistique dénué de toute normalité.

Un grand nombre de célébrités atteintes de maladies génétiques jugées désormais inacceptables dans leur existence et qui ont pourtant élaboré une œuvre devenue emblématique de notre humanité (Mendelssohn, Toulouse Lautrec, Petrucciani, Lincoln, etc.) ne pourrait plus naître. Qu'Angelina Jolie, porteuse du gène BRCA1, soit devenue le symbole de cette médecine prédictive qui supprime le risque avec l'ablation de l'organe (en l'occurrence les seins et les ovaires) est très révélatrice du comportement de notre société, qui n'accepte plus d'attendre éventuellement la survenue d'une maladie cancéreuse. Pourtant, un diagnostic précoce, favorisé par la connaissance du gène, pourrait permettre un traitement précoce qui viendrait à bout de la maladie. Prédire le futur pour l'empêcher d'advenir, pour rompre l'enchaînement inéluctable du destin, devient le mot d'ordre demandé à la médecine.

« "Un gène = une maladie" est une situation rare, voire exceptionnelle. »

Or il y a une confusion fréquente entre prédiction et diagnostic précoce. La présence d'un gène ne fait pas une maladie, nous l'avons déjà dit. Mais elle justifie une surveillance particulière pour ne pas prendre de retard pour un éventuel traitement médical ou chirurgical.

Pour autant, un diagnostic précoce n'est pas une prévention, il est une façon de mieux guérir. Prévenir, c'est empêcher l'apparition d'une maladie avant que la moindre manifestation ne survienne. Un diagnostic précoce est une façon de rendre la maladie moins grave et souvent de guérir.

La médecine prédictive est donc abusivement confondue dans son expression avec celle de diagnostic précoce.

« Peu à peu, implicitement, l'être à venir est réduit dans son existence à un risque statistique dénué de toute normalité. »

La prédiction ne se limite pas aux gènes. L'imagerie fonctionnelle, c'est-à-dire qui rend compte d'une faille de l'organe et en particulier du cerveau, pourra peut-être un jour prédire un certain type de comportement. Mais celui-ci ne sera jamais certain et reposera toujours sur une donnée statistique.

D'où l'importance des données à l'échelle de populations entières qui accroît cette efficacité statistique sans la rendre jamais certaine.

Cette nouvelle culture de la prédiction explique l'engouffrement du marché qui vient s'infiltrer dans ces nouvelles conduites médicales autant réclamées par la médecine que par la société. Un espace illimité s'offre dans le domaine de la réponse au médicament. En effet, on sait que, pour la même maladie, certains malades répondent différemment des autres. Tout dépend parfois de la présence d'un gène, dont l'identification permettra ou interdira le traitement.

Il est assez étrange d'avoir ainsi transféré la prévention sur la prédiction. Comme si une réponse biologique ou fondée sur l'imagerie avait plus de sens que la vaccination, les encouragements à l'arrêt du tabac, de l'alcool, de la surmédicalisation, de l'emploi massif des psychotropes, l'encouragement à l'exercice physique dont on connaît les vertus préventives prouvées. La mesure et l'image sont toujours plus persuasives qu'un discours plus ou moins vertueux, jugé moraliste et contraignant.

« La présence d'un gène ne fait pas une maladie. »

Mais, disent les défenseurs de cette médecine prédictive, vous vous arrêterez de fumer, de boire, de grossir, d'avoir un diabète, si vous savez que vous êtes porteur d'un gène de prédisposition. Pourtant, l'expérience montre que les comportements sont toujours plus complexes que simplement fondés sur la rationalité.

La prédiction n'a pas toujours besoin de beaucoup de science, il suffit par exemple d'observer les populations de moustiques résiduelles durant la saison sèche pour prévoir qu'une endémie surviendra ou non dans les prochains mois. Il est possible de prédire qu'en 2020 le nombre de cancers du poumon chez les femmes dépassera celui des hommes en raison de leur tabagisme croissant.

Ainsi, la médecine change pour le meilleur et pour le pire. Pour le meilleur, en empêchant des maladies autrefois mortelles d'exister. Pour le pire, en faisant de l'être humain une banque de données qui risque de confondre la vie dans son infinie liberté avec la fonction d'un organe, en suscitant l'angoisse permanente d'un futur menaçant.

« Un diagnostic précoce est une façon de rendre la maladie moins grave et souvent de guérir. »

Quel est le prix à payer pour savoir de quoi demain sera fait ? •

MÉDECINE, TOUT PRÉDIRE ?

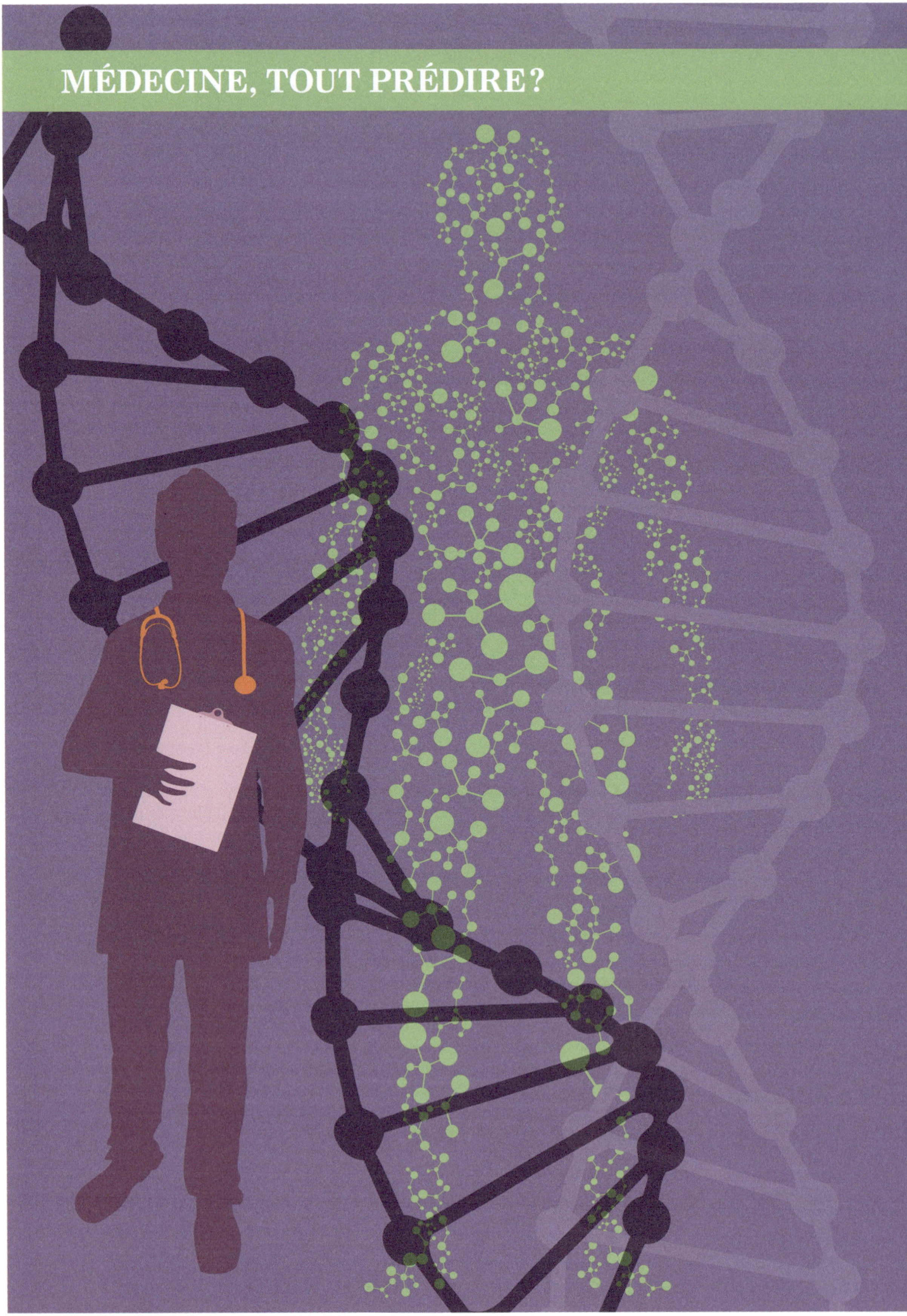

I. L'AVÈNEMENT DE LA MÉDECINE PRÉDICTIVE

Les sociétés humaines ont toujours cherché à prédire l'avenir ou du moins à réduire l'incertitude. La médecine n'échappe pas à cette logique. Grâce aux immenses progrès de la génétique, mais aussi grâce aux nouvelles techniques d'exploration et d'imagerie du corps humain, prévoir les maladies avant même l'apparition des premiers symptômes devient possible. On parle dans ce cas de médecine prédictive. En réalité, comme la plupart des maladies sont influencées par de multiples facteurs, cette médecine ne prédit pas la survenue de ces pathologies : elle évalue le risque qu'un individu développe une maladie donnée par rapport à la population générale. Ce concept, énoncé pour la première fois au début des années 1970, a permis certaines avancées, notamment durant la période pré-symptomatique des maladies néonatales. En revanche, il n'a pas encore fait ses preuves sur les maladies multifactorielles, qui touchent le plus grand nombre. Ce qui n'empêche nullement le nombre de tests prédictifs d'exploser.

POINTS DE VUE D'EXPERTS

LA SCIENCE BIOMÉDICALE : UNE NOUVELLE PYTHIE ?

La divination, ou les prémices d'une médecine prédictive ?

Faces à la maladie et à la mort, les sociétés humaines ont toujours cherché à prédire le futur, diminuer l'incertitude et infléchir le cours du destin. Dans les sociétés anciennes, on retrouve trace de ces hommes et femmes qui cherchent à identifier les signes annonciateurs d'un événement ou d'une maladie, à en faire lecture et à prescrire des actions susceptibles de modifier le destin. Qu'ils soient devins, chamans, oracles, guérisseurs ou profanes, qu'ils utilisent les astres, les rêves, les cailloux ou les foies de moutons, l'objectif est le même : estimer un risque, gérer l'incertitude. Selon certains historiens des sciences, ces formes de divination anciennes forment une « protoscience », car elles reposent sur des savoirs, des protocoles d'observations et font l'objet de vérification et de validation.

D'Hippocrate à Jean Dausset

Déjà au temps d'Hippocrate, 400 ans avant J.-C., une grande place était donnée à la prédiction et à la prévention. Au xe siècle, le médecin philosophe iranien Avicenne introduit également la prédiction au cœur de son *Canon de la médecine*. Mais les siècles qui suivent voient la médecine devenir purement curative. C'est une découverte du médecin français Jean Dausset (1916-2009) qui marque le début de la médecine prédictive moderne. Ce chercheur a démontré en 1958 l'existence de molécules appelées antigènes d'histocompatibilité, ou antigènes HLA, à la surface de toutes les cellules d'un organisme. Les antigènes HLA sont très variables d'un individu à l'autre et forment une sorte de carte d'identité biologique propre à chacun. Le fait de posséder certaines versions (ou variants) de ces antigènes prédispose à différents états pathologiques.

QUELQUES DATES CLÉS DE LA MÉDECINE PRÉDICTIVE

1848
Premier biomarqueur prédictif d'une maladie : la glycémie (quantité de sucre dans le sang, prédictive du diabète)

1866
Découverte des lois de l'hérédité par Mendel

1953
Découverte de la structure de l'ADN

1972
Première apparition du terme médecine prédictive

1977
Mise au point d'une méthode de séquençage rapide de l'ADN par Fred Sanger

1983
Séquençage du premier gène responsable d'une maladie héréditaire (la chorée de Huntington)

1986
Découverte du premier gène de prédisposition à une maladie (le rétinoblastome)

1988
Lancement du projet de séquençage du génome humain

2001
Lancement du projet « Hapmap » visant à comparer les variations du génome entre malades et non-malades

2003
Fin du séquençage du génome humain

2007
Trois génomes humains individuels séquencés

2014
49 marqueurs génétiques impliqués dans le diabète de type 2 identifiés

2015
Plus de 70 gènes de prédispositions aux cancers identifiés

La révolution de la biologie moléculaire et des « big data »

Voilà 140 ans que les premières lois de l'hérédité ont été établies par le moine Grégor Mendel. Mais ce n'est qu'après la découverte de la structure de l'ADN et surtout après son décryptage, que la médecine prédictive moderne prend son essor. La démocratisation des techniques d'exploration et de séquençage de l'ADN dans les années 2000, ainsi que les possibilités croissantes de manipulation des « big data » entraînent un engouement sans précédent pour cette médecine. Dans les rares cas de maladies liées au défaut d'un unique gène, de réels succès ont été obtenus en termes d'identification, de prédiction ou de prévention. Pour les autres maladies, plus complexes, ces recherches ont confirmé qu'il existait une « injustice génétique ». Mais les facteurs de risque identifiés ne sont ni nécessaires ni suffisants au développement de ces maladies. •

UNE HISTOIRE

Jean Dausset, de la peinture à la médecine prédictive

C'est durant la Seconde Guerre mondiale que Jean Dausset découvre l'immunohématologie (science des phénomènes immunitaires induits par les cellules du sang). Engagé volontaire dans l'armée française après le débarquement des Américains au Maroc, le jeune interne est affecté à une ambulance chirurgicale dans laquelle il est transfuseur-réanimateur des blessés de la campagne de Tunisie. De retour en France, il dédiera toute sa vie à l'immunohématologie. Amateur d'art, le chercheur avait également une galerie de peintures renommée, que fréquentaient notamment son ami André Breton, mais aussi une riche collectionneuse, Hélène Anavi, qui lui légua sa collection à sa mort afin qu'il fonde un centre de recherche. C'est ainsi qu'en 1983, Jean Dausset créa le Centre d'étude du polymorphisme humain. Une porte vers la médecine prédictive.

« Alors que, dans l'Antiquité, la divination était réservée pour la prédiction des événements d'importance centrale pour la société, dans les sociétés modernes, la divination semble mobilisée par une préoccupation omniprésente face au devenir sanitaire individuel et collectif. »

Raymond Massé, anthropologue, *Prévoir et prédire la maladie, de la divination au pronostic*, Éditions Aux lieux d'êtres, 2007

QUELQUES MALADIES ASSOCIÉES À DES VARIANTS[1] DES « ANTIGÈNES HLA »

Les individus possédant certaines versions de ces molécules, présentes à la surface de toutes les cellules, ont davantage de risque de développer certaines affections. Toutefois, le fait de posséder un antigène HLA « à risque » n'est pas suffisant pour engager un traitement préventif.

VARIANT HLA	MALADIES	RISQUE RELATIF[2]
HLA B27	Spondylarthrite ankylosante	150
HLA DQB1	Narcolepsie	135
HLA B51	Syndrome de Reiter	37
HLA DR1	Arthrite rhumatoïde	38

1. Un variant est une variation de la séquence génétique au niveau d'une région de l'ADN (locus).
2. Risque supplémentaire de développer la maladie par rapport à quelqu'un qui ne possède pas la version de l'antigène HLA concernée.

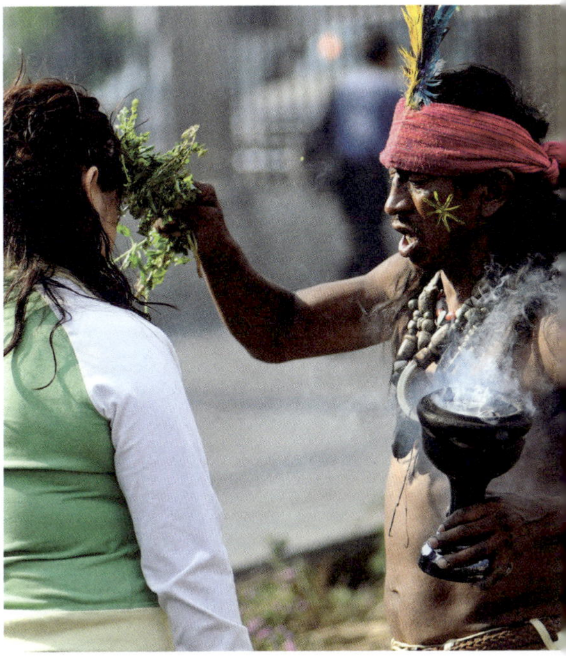

Chaman d'une tribu Maya lors du rituel de la fumée (Mexico).

QUE PRÉDIT VRAIMENT LA MÉDECINE PRÉDICTIVE ?

Prédire la susceptibilité à une maladie plus que sa survenue

Prédire vient du verbe latin *predicere* qui signifie « dire avant ». La médecine prédictive vise donc à annoncer l'apparition d'une maladie avant les premiers symptômes. En réalité, le développement de la plupart des maladies est influencé par de nombreux facteurs et ce que l'on prédit est une susceptibilité, une sensibilité particulière à la maladie. Pour que l'on puisse parler de « médecine », il faut aussi une dimension préventive : la « prédiction » doit permettre d'empêcher une maladie de survenir ou, à défaut, d'atténuer ou de retarder son développement *via* des traitements plus précoces. La médecine prédictive ne s'adresse donc pas à des malades, mais à des personnes saines, susceptibles de développer une pathologie déterminée, ou bien à des patients porteurs d'une pathologie, mais susceptibles d'en développer une autre.

Au cœur de la médecine prédictive : le risque

Un objectif clé de la médecine prédictive est de calculer le surplus de risque qu'a un individu de développer une maladie par rapport à la population générale. La plupart du temps, ce calcul est fondé sur des informations fournies par des études épidémiologiques, qui comparent les malades aux non-malades et dans lesquelles est mesuré le risque relatif associé à différents marqueurs génétiques (un marqueur génétique est une particularité de la séquence de l'ADN ; lire pp. 12-13). Le risque relatif, c'est le surcroît de risque qu'a un individu porteur de certains marqueurs génétiques de tomber malade par rapport à un individu ne possédant pas ces marqueurs. Lorsque le risque relatif est significativement différent de 1, on déduit que les marqueurs génétiques sont impliqués dans le processus pathologique. Plus le risque relatif est supérieur à 1, plus ces marqueurs favorisent la survenue de la maladie. Ce qui ne signifie pas que le déclenchement de la maladie est certain pour qui les possède : il dépend la plupart du temps de la conjonction de plusieurs facteurs biologiques, environnementaux et comportementaux. Plus le risque relatif est inférieur à 1, plus le marqueur a un effet protecteur par rapport à la maladie.

DE LA MÉDECINE CURATIVE À LA MÉDECINE PRÉDICTIVE

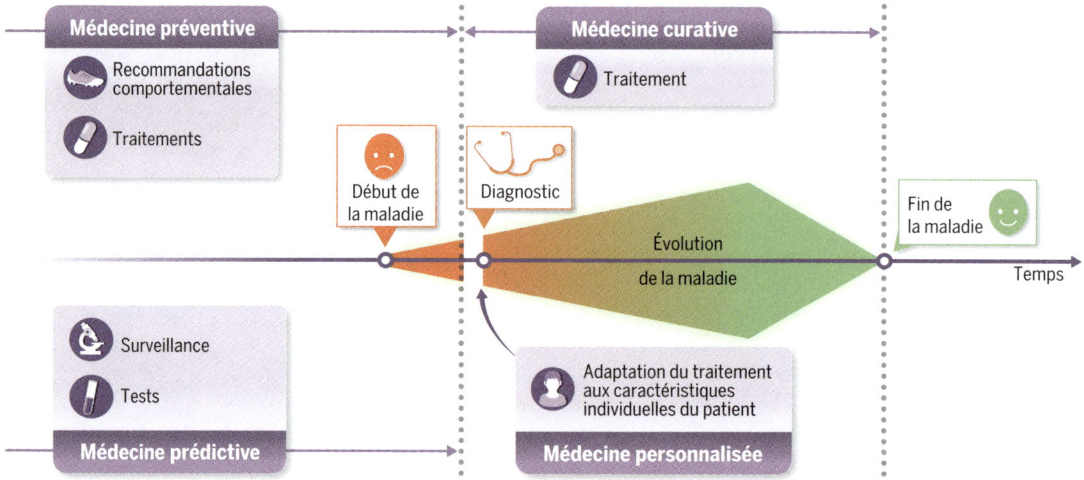

Un changement d'échelle

La médecine prédictive subdivise la population générale en sous-groupes dont les caractéristiques par rapport à une pathologie donnée se ressemblent le plus. Par exemple, si la présence de certains marqueurs génétiques est associée à un sur-risque de développer une maladie, les individus possédant ces marqueurs formeront un sous-groupe d'individus davantage susceptibles d'avoir la maladie que la population générale : ils auront un sur-risque de tomber malades. La médecine prédictive quantifie ce sur-risque à l'échelle du groupe, mais ne détermine pas le risque qu'a un individu de tomber malade. L'objectif de ce changement d'échelle est de choisir les traitements ou les outils préventifs les plus adaptés à chaque groupe.

LA RECHERCHE DE MARQUEURS GÉNÉTIQUES A LE VENT EN POUPE...

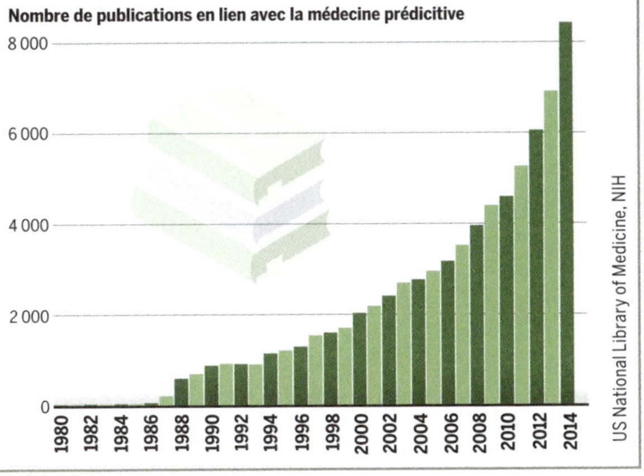

UN RISQUE RELATIF, QU'EST-CE QUE CELA SIGNIFIE ?

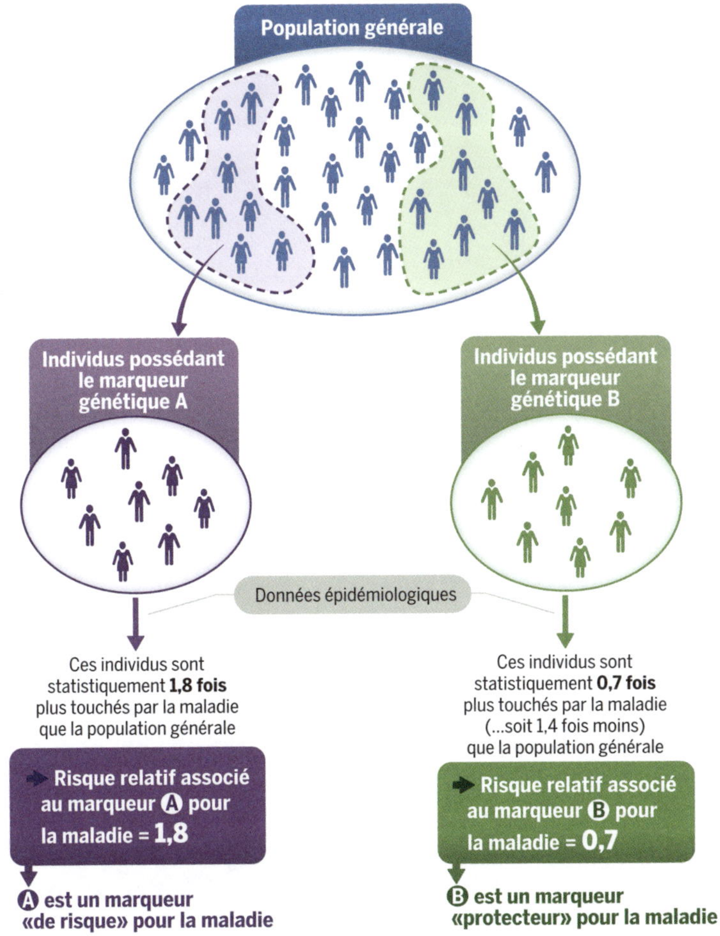

« Le mot "prédiction" est détourné de deux façons dans la définition communément attribuée à la "médecine prédictive" : premièrement, elle n'est en mesure d'informer que sur des risques de maladie ; deuxièmement, cette "prédiction" annonce un événement qui se produira seulement si la médecine n'intervient pas. »

Paul-Loup Weil Dubuc, chercheur en philosophie (laboratoire DIST ALZ), dans *Dépasser l'incertitude, le pari hasardeux de la médecine prédictive, Esprit*, 2014

EN BREF

3/4 **des dépenses de santé** vont aux traitements des **maladies chroniques**, qui pourraient être évitées grâce à un bon système de **prévention**.

1,2 à 1,8 fois plus de risque de tomber malade pour les personnes porteuses de marqueurs génétiques « à risque » par rapport aux personnes non porteuses. C'est le **risque relatif moyen** toutes maladies cofondues.

Médecine/Sciences, 2013

LA RÉVOLUTION DE LA GÉNÉTIQUE

La variabilité génétique

Le concept moderne de « médecine prédictive » s'est fait jour à partir du moment où les médecins ont disposé d'une connaissance des gènes à l'origine de certaines maladies. La génétique s'est donc tout naturellement imposée comme l'outil phare de cette médecine. C'est durant les années 2000 que l'on a découvert l'étendue de la variabilité génétique individuelle. De fait, même si les 3,3 milliards de paires de bases (voir p. 78) que comporte l'ADN humain sont à plus de 99,5 % identiques chez tous les humains, quelques dixièmes de pourcents d'ADN qui diffèrent d'un individu à l'autre sont à l'origine de certaines de nos différences, notamment nos caractéristiques de santé. •

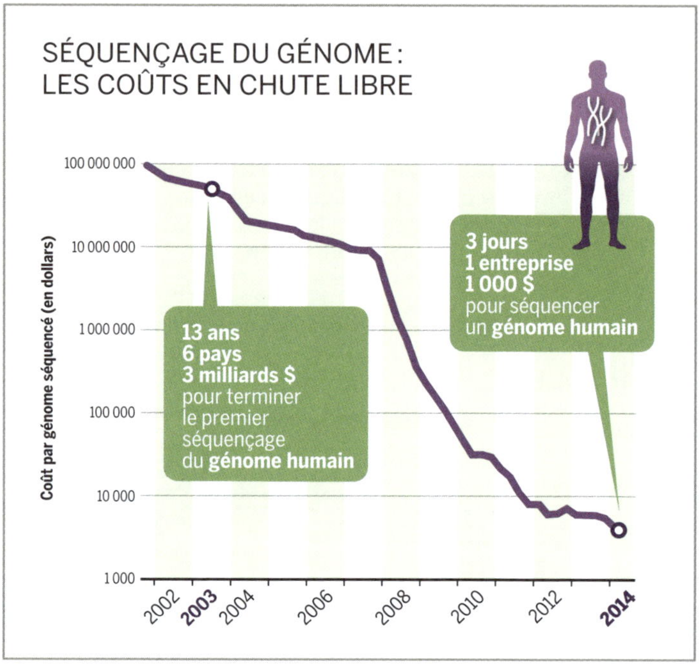

Du marqueur au gène de prédisposition

Lorsqu'un marqueur génétique est associé à une maladie, on estime qu'il existe dans son voisinage un ou des facteurs génétiques impliqués dans le développement de cette maladie. Le plus souvent, il s'agit de gènes appelés dès lors gènes de prédisposition. Ces gènes existent sous différents « allèles » (qui se distinguent par des variations plus ou moins importantes de la séquence génétique) et certains allèles sont plus souvent présents chez les personnes malades que chez les personnes saines : ce sont les allèles « à risque ». Les études montrent que le développement de la majorité des maladies implique la présence simultanée d'allèles « à risque » de plusieurs gènes de prédisposition qui, pris individuellement, n'ont qu'un faible effet. •

UNE HISTOIRE

Vers la recherche des variants rares ?

La plupart des études ne s'intéressent qu'aux variations fréquentes du génome. Certains auteurs pensent que c'est la raison pour laquelle elles n'ont pas réussi à expliquer plus de 20 % de l'héritabilité de la plupart des maladies. D'où l'engouement récent pour les séquençages complets du génome – soutenu par la spectaculaire baisse du prix de ces opérations – permettant de repérer toutes les variations de l'ADN. Ces études découvrent un très grand nombre de variations génétiques rares entre individus, appelés SNV, pour *Single Nucleotide Variant*.

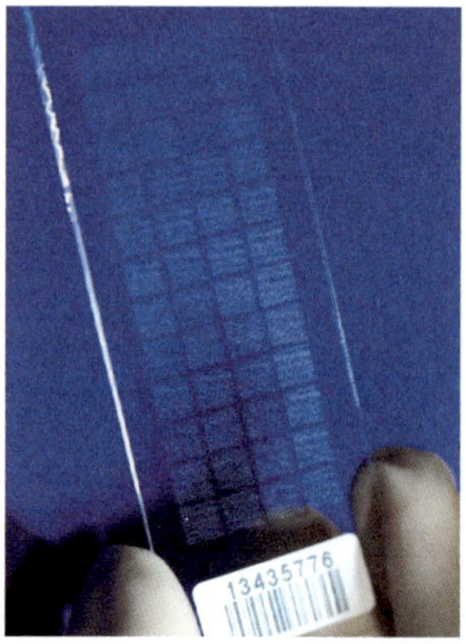

La puce à ADN, outil clé de la médecine prédictive. Les nouvelles puces à ADN permettent d'analyser des centaines de milliers de SNP (voir ci-contre) dans le génome de milliers d'individus. On parle de génotypage.

Comment rechercher des marqueurs génétiques « à risque » ?

En analysant le génome de plusieurs milliers d'individus, les chercheurs ont identifié de nombreux endroits sur les chromosomes où la séquence génétique présente de minuscules variations d'une personne à l'autre. Le plus souvent, ces variations ne portent que sur une seule lettre, ou nucléotide (voir p. 78), d'une séquence ADN. Ces variations, appelées SNP (pour *Single Nucleotide Polymorphism*), sont aujourd'hui les principaux marqueurs génétiques utilisés par la médecine prédictive. Il existe plusieurs versions (ou allèles) de chaque SNP. Lors d'études dites « d'associations pangénomiques », les chercheurs comparent l'ADN d'une population témoin et celui d'une population atteinte d'une maladie et ils identifient les versions des SNP les plus fréquentes chez les personnes malades. Ces SNP deviennent dès lors des marqueurs génétiques associés à un sur-risque de développer la maladie. La plupart de ces marqueurs n'augmentent le risque moyen que de 10 à 30 %, rarement plus. Ce qui invite à la prudence quant aux retombées cliniques de ces recherches…

EN BREF

13 000
petites variations génétiques entre humains (SNP) **sur 53 millions** sont associées à des maladies.

6 200
individus ont été nécessaires pour découvrir qu'un allèle d'un gène spécifique augmente de **1,19 fois** le risque d'obésité.

Plus d'**1 million** de personnes ont déjà fait **séquencer leur génome**.

LES « SNP », OUTILS DE LA MÉDECINE PRÉDICTIVE

On qualifie d'étude d'association pangénomique l'ensemble des étapes qui permettent d'identifier des SNP comme marqueurs de risque d'une maladie donnée.

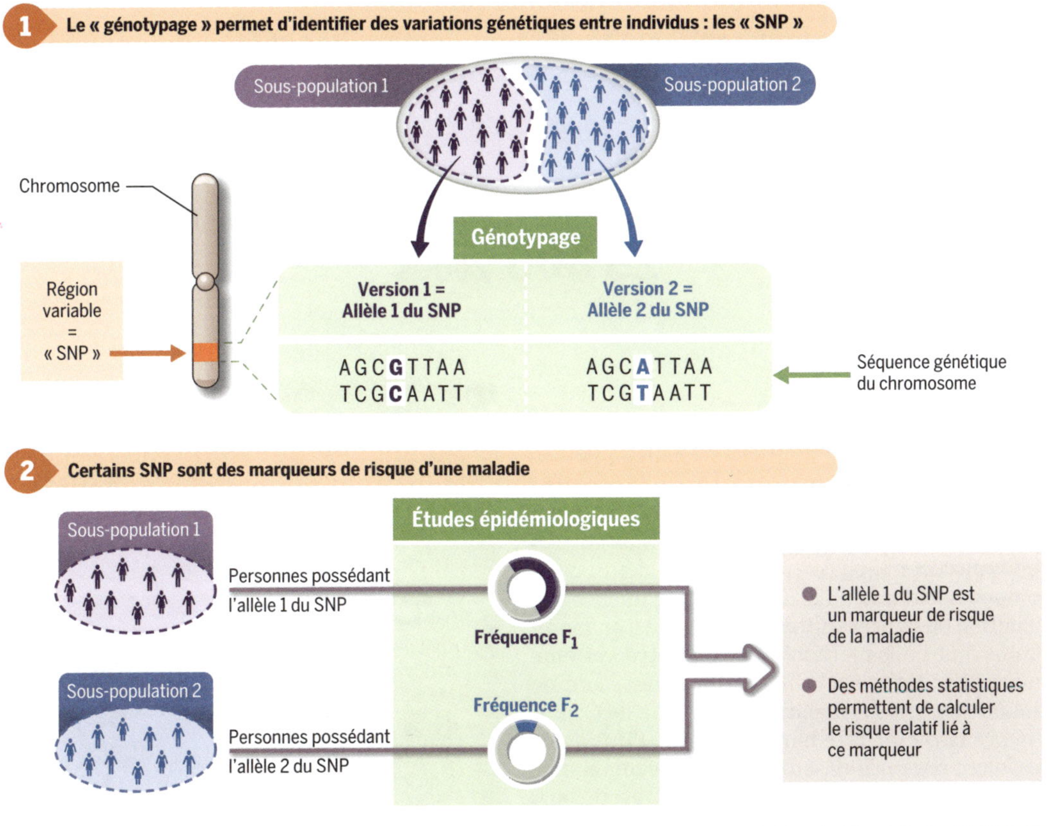

LES AUTRES OUTILS BIOLOGIQUES

Les marqueurs biologiques, ou biomarqueurs

Bien avant la révolution génétique, d'autres marqueurs biologiques étaient connus et utilisés comme indices de survenue de certaines maladies. Ils représentent encore l'essentiel des marqueurs utilisés en médecine courante. De la simple mesure du cholestérol, qui peut révéler un risque accru de maladies cardiovasculaires, jusqu'au repérage de cellules tumorales circulant dans le sang plusieurs années avant l'apparition des premiers nodules, en passant par le dosage de la protéine PSA pour dépister le cancer de la prostate, la panoplie des tests annonciateurs de notre futur est large. Pour certains experts, ces marqueurs biologiques possèdent une valeur prédictive supérieure à l'analyse de l'ADN. En effet, une altération génétique peut rester silencieuse et n'avoir aucun effet. De plus, certains marqueurs « classiques », comme le taux de cholestérol, sont la mesure d'un ensemble de facteurs, tels que des dysfonctionnements physiologiques et des facteurs liés à l'environnement ou au mode de vie.

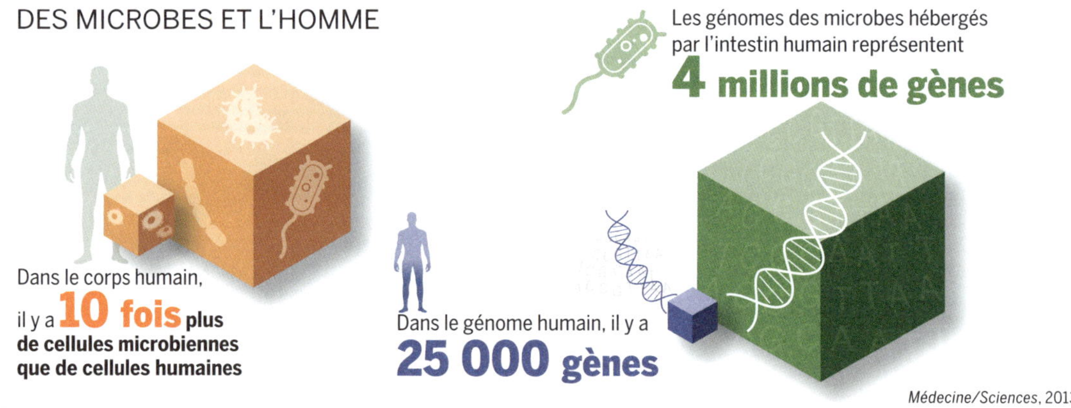

Médecine/Sciences, 2013

Le « microbiote »

Les êtres humains cohabitent avec plusieurs millions de milliards de micro-organismes qui vivent en symbiose avec lui, sur sa peau, dans son tube digestif ou ses muqueuses génitales. De plus en plus d'études montrent que ce « microbiote », défini dans sa composition dès la naissance, a une influence sur l'apparition ou la prévention des maladies, en modifiant nos fonctions métaboliques ou notre système immunitaire. Dans certaines pathologies, comme le diabète de type 1, l'obésité, la maladie de Crohn ou encore la rectocolite hémorragique, l'influence de ces micro-organismes semble même prédominante. Leur analyse, *via* l'étude de leurs gènes, est de plus en plus utilisée en médecine prédictive.

EN BREF

2 **biomarqueurs** peuvent être utilisés pour prédire l'apparition d'une **maladie cardiovasculaire** : la pression artérielle et le cholestérol.

~20 % des hommes d'âge moyen sont atteints d'**hypertension artérielle** et d'**hypercholestérolémie**. Mais... seulement **6 à 12 %** **d'entre eux** seront victimes d'un infarctus du myocarde.

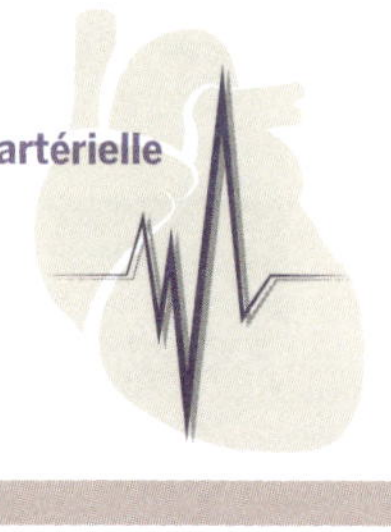

UNE HISTOIRE

Les 100 000 pionniers de la médecine prédictive

Suivre 100 000 personnes sur plusieurs années en mesurant une foule de paramètres : l'ADN bien sûr, mais aussi, et de façon régulière, la concentration de 2400 entités chimiques dans le sang, les bactéries intestinales *via* une analyse des selles, la fréquence cardiaque, le sommeil ou encore la tension... Tel est le projet d'envergure lancé par le biologiste américain Leroy Hood, qui a débuté en 2014 dans plusieurs pays, dont la France. Objectif : mieux comprendre la « biologie du bien-être » et identifier des marqueurs qui caractérisent les transitions entre bien-être et maladie. Avec l'espoir que ces marqueurs puissent un jour servir à prévenir l'apparition de ces pathologies.

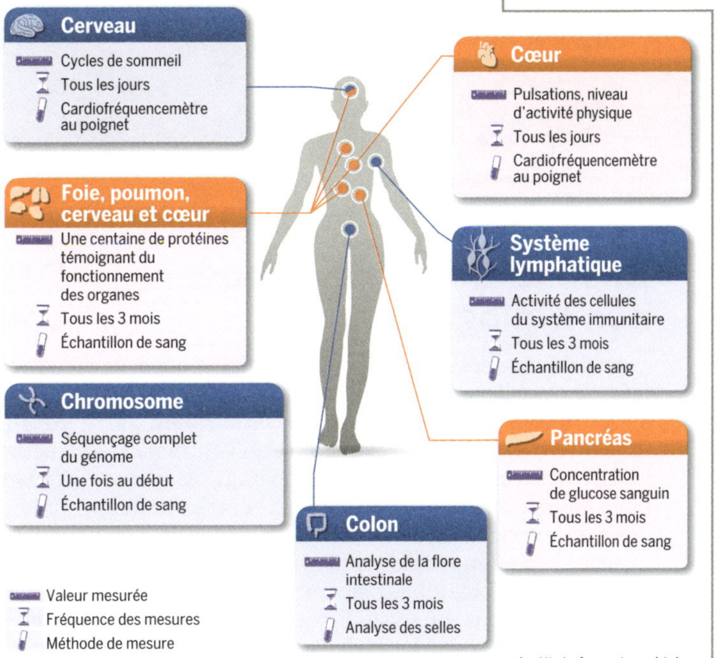

Institute for systems biology

DES IMAGERIES DE PLUS EN PLUS PRÉDICTIVES

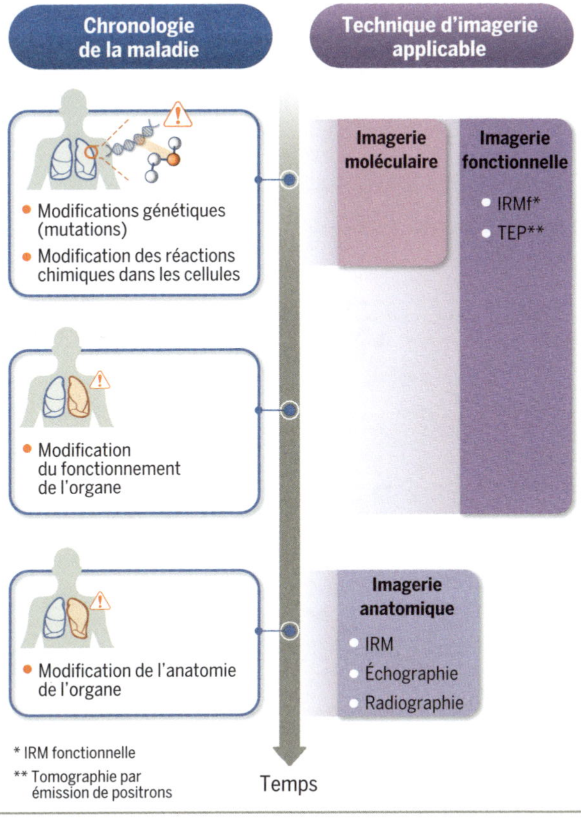

* IRM fonctionnelle

** Tomographie par émission de positrons

L'imagerie fonctionnelle

L'imagerie est un moyen d'investigation privilégié de la médecine prédictive. À la fin du XIXe siècle, les premières images cliniques étaient morphologiques. Dès les années 80, des imageries fonctionnelles (IRMf, TEP) ont permis de visualiser le fonctionnement des organes, des cellules et même des processus moléculaires au sein des tissus, sans les perturber. Une révolution dans le domaine de la prédiction car la plupart des pathologies entraînent d'abord un changement de fonction avant d'altérer la forme des structures. •

UNE HISTOIRE

Un Pet-scan chaque année ?

Certaines entreprises, aux États-Unis ou en Europe, proposent à des particuliers de passer chaque année un PET-scan (ou TEP en français) afin de dépister le plus précocement possible des tumeurs, avant l'apparition des premiers symptômes. En effet, cette technique d'imagerie permet de visualiser le métabolisme des cellules, sachant que celui des cellules tumorales est plus intense que celui des cellules saines. Coût de l'examen : environ 1000 euros.

AU-DELÀ DES ASPECTS BIOLOGIQUES

Une multitude de données non biologiques

Au-delà des mesures génétiques et biologiques, la médecine prédictive peut s'appuyer sur une multitude d'informations environnementales ou sociales, qui influencent également l'apparition et l'évolution des maladies. En effet, une variation génétique peut être favorable dans un environnement et défavorable dans un autre. De plus, très peu de maladies fréquentes sont sous strict contrôle génétique. Les données non biologiques peuvent être mesurées de différentes façons : analyses d'eau ou d'air, capteurs individuels pour détecter l'environnement chimique d'une personne (nombre de cigarettes fumées) ou son niveau d'activité physique, analyse de l'histoire individuelle et familiale des patients. Cette composante environnementale et sociale des individus est toutefois rarement prise en compte dans la médecine prédictive telle qu'elle est pratiquée aujourd'hui, car elle est complexe et ses interactions avec les facteurs biologiques encore peu documentées.

Des modélisations complexes

La qualité de la médecine prédictive dépend certes de la qualité et du nombre de données biologiques, cliniques et environnementales recueillies, mais aussi des modèles qui intègrent l'ensemble de ces informations et calculent les prédictions. Le modèle classiquement utilisé pour calculer le risque de développer une maladie est le modèle dit polygénique additif. Il suppose l'effet cumulatif de facteurs génétiques et de l'environnement. Or cette hypothèse apparaît trop simpliste dans le cas des maladies multifactorielles… qui sont de loin les plus fréquentes. L'effet de ces facteurs pourrait ne pas simplement s'additionner, mais interagir de manière plus complexe, avec par exemple des effets de synergie (l'effet de deux facteurs est supérieur à la somme de l'effet de chaque facteur pris isolément) ou de potentialisation (un facteur joue un rôle seulement en présence d'autres facteurs).

LES DÉTERMINANTS DE LA SANTÉ

L'état de santé dépend d'un grand nombre de facteurs qu'il est nécessaire de prendre en compte pour des prédictions de qualité.

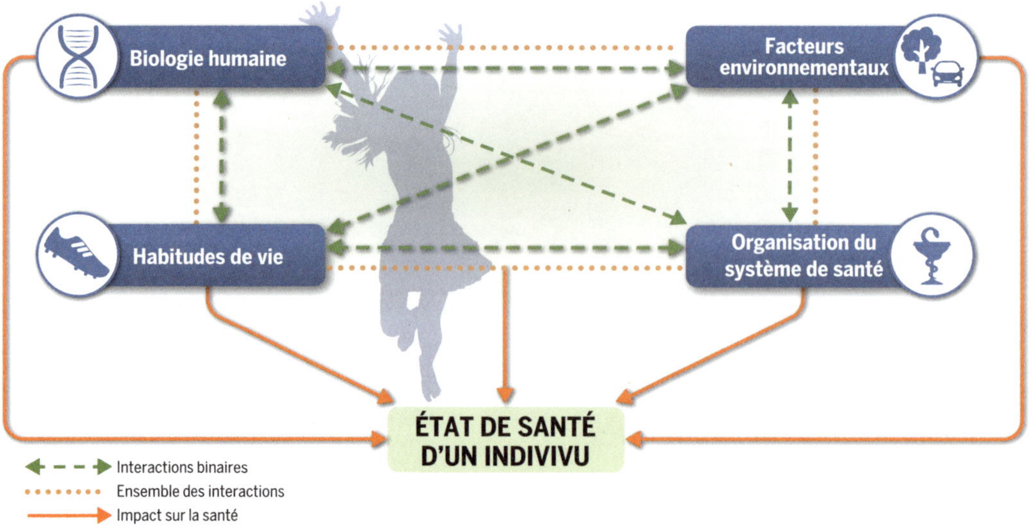

D'après le modèle dit de Lalonde

UNE HISTOIRE

Le smartphone en appui à la médecine prédictive

Helix... Tel est le nom d'une étude menée en Europe et dont l'objectif est de mesurer l'environnement de 32 000 couples mère-enfants grâce à des capteurs présents dans des smartphones. Ces capteurs permettent de mesurer chez l'individu la mobilité, l'activité physique et l'exposition à divers facteurs comme les composés chimiques persistants, les pesticides, la fumée de cigarette, les contaminants de l'eau, les polluants de l'air ou encore les radiations UV. Cette exposition aux contaminants environnementaux est appelée « exposome ». Objectif : mesurer l'influence de l'environnement sur la santé et le développement de l'enfant.

EN BREF

98 %

C'est le taux de fiabilité de détection d'un **cancer de la prostate** par un chien dressé à reconnaître certaines **odeurs**, contre

80 %

pour le test classique de dosage sanguin de la protéine PSA.

Le risque de faire un infarctus du myocarde augmente de :

1,5 à 1,8

à cause des **variations génétiques**.

1,7

à cause du **tabac**.

1,9

chez les personnes **hypertendues**.

UNE HISTOIRE

Prédire les épidémies grâce... aux satellites

Le déclenchement de certaines épidémies, comme celles de paludisme, de dengue, de fièvre jaune ou de méningite, dépend des conditions environnementales. La présence de mares d'eau, dans lesquelles prolifèrent certains agents infectieux, la déforestation, l'urbanisation et les cultures intensives peuvent favoriser le développement des agents pathogènes responsables. Ces épidémies sont également liées à des facteurs météo, tels que les températures, les vents, les précipitations. En couplant les prédictions météorologiques et les observations satellitaires d'un territoire, certains chercheurs essayent de prévoir les émergences de ces épidémies plusieurs mois à l'avance.

ET SI LES ODEURS DEVENAIENT DES ALLIÉES DE LA MÉDECINE PRÉDICTIVE ?

Nos odeurs corporelles évoluent en fonction de notre état de santé. Des nez artificiels très performants sont en cours d'essai afin de les détecter à titre prédictif.

PATHOLOGIE	SOURCE DE L'ODEUR	ODEUR
Infection urinaire	Urine	Ammoniaque
Diabète	Respiration	Acétone
Pneumonie	Respiration	Odeur putride
Diphtérie	Sueur	Sucrée

Sensors, 2011

LA MODÉLISATION EN APPUI À LA MÉDECINE PRÉDICTIVE

Les chercheurs sont parvenus à modéliser le cœur d'un individu en prenant en compte les données de l'imagerie et de son électrocardiogramme. Une telle modélisation (le cœur est ici vu en coupe) devrait aider à simuler et prédire l'évolution de la fonction cardiaque dans le temps. La médecine prédictive a de plus en plus recours à des simulations de ce type.

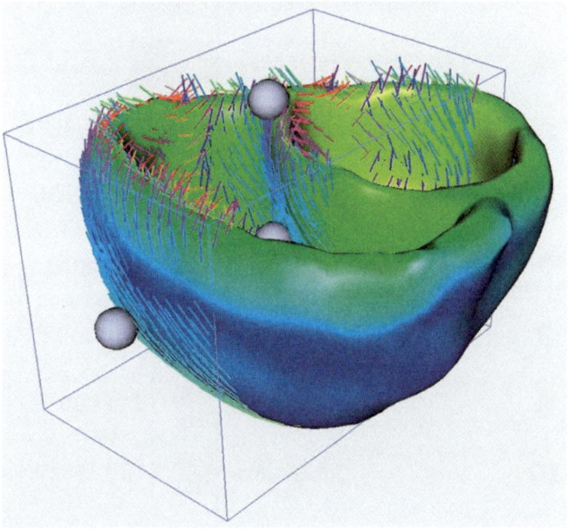

Inria, CardioSens3D

LES MALADIES CONCERNÉES

Le cas des maladies monogéniques

Les maladies monogéniques, ou mendéliennes, sont liées à des mutations sur un unique gène. Elles sont le plus souvent rares et sévères. Certaines sont dites à pénétrance complète : la maladie se développe chaque fois que la mutation est présente. Ces affections n'entrent pas dans le champ de la médecine prédictive car même avant les premiers symptômes, la maladie est là. La recherche de la mutation est alors un diagnostic pré-symptomatique. Toutefois, des indices prédictifs peuvent permettre d'estimer l'âge de survenue de la maladie ou la sévérité des symptômes. En revanche, certaines pathologies monogéniques présentent des pénétrances incomplètes : il est possible d'être porteur des mutations en cause dans la maladie sans pour autant la développer. Dans ce cas, des tests peuvent indiquer la présence de ces allèles à risque et donner un diagnostic de susceptibilité.

LES DIX PREMIÈRES CAUSES DE DÉCÈS PRÉMATURÉS DANS LE MONDE EN 2012

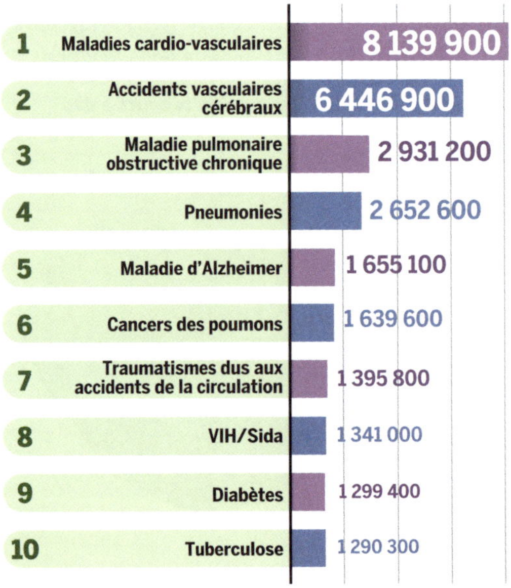

The Lancet, janvier 2015

LES DIFFÉRENTS TYPES DE TESTS GÉNÉTIQUES PRÉDICTIFS

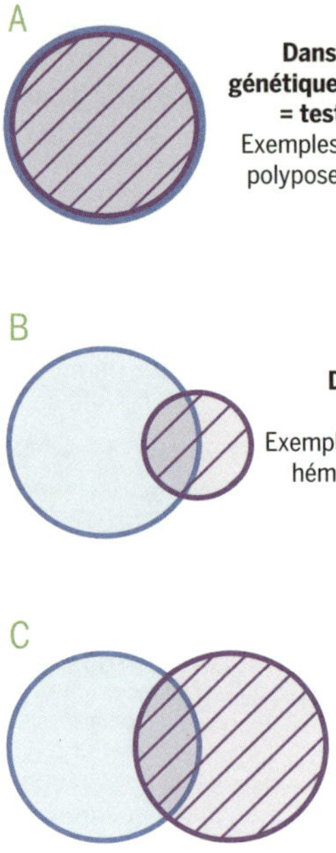

A

Dans le cas des maladies génétiques à pénétrance complète = test présymptomatique
Exemples : maladie de Huntington, polypose adénomateuse familiale

B

Dans le cas de gènes de prédisposition
Exemples : cancer du sein (BRCA), hémochromatose héréditaire

C

Dans le cas de facteurs de risque
Exemples : diabète, maladie d'Alzheimer

○ Population testée positive
⊘ Population qui va développer la maladie

EN BREF

10 % seulement des **maladies génétiques** répertoriées sont aujourd'hui concernées par les **tests génétiques.**

90 % des personnes infectées par la **tuberculose** ne développent pas la maladie.

95 % des personnes en contact avec le bacille de la **lèpre** ne développent pas la maladie.

Le cas des maladies à hérédité forte

Dans de nombreuses pathologies, la présence d'une mutation, ou plus souvent de plusieurs, augmente significativement la probabilité de développer une maladie, mais cette probabilité n'est jamais de 100 %. C'est le cas par exemple d'environ 10 % des cancers du sein, où une mutation dominante (c'est-à-dire qui s'exprime même lorsqu'elle est présente en un seul exemplaire, voir p. 37) entraîne un risque compris entre 50 et 75 % de développer un cancer du sein avant l'âge de 70 ans, contre 10 % dans la population générale. Pour ces maladies-là, la détection des variations génétiques « à risque » permet d'établir un pourcentage de risque de développer la maladie.

Le cas des maladies communes multifactorielles

La plupart des maladies sont dues à de multiples facteurs : environnement, alimentation, niveau d'activité, tabagisme, auxquels peut s'ajouter l'effet de certains gènes. Parmi les affections concernées, citons le diabète dit de type 2 (non insulino-dépendant), l'asthme, ou encore la maladie coronaire ou l'obésité. Bien souvent, des dizaines de variations génétiques sont impliquées dans ces maladies, chacune pouvant avoir un effet faible. C'est la combinaison de plusieurs variations génétiques et de facteurs externes qui accroît le risque de développer la maladie.

LES DIFFÉRENTES MALADIES CONCERNÉES PAR LA MÉDECINE PRÉDICTIVE

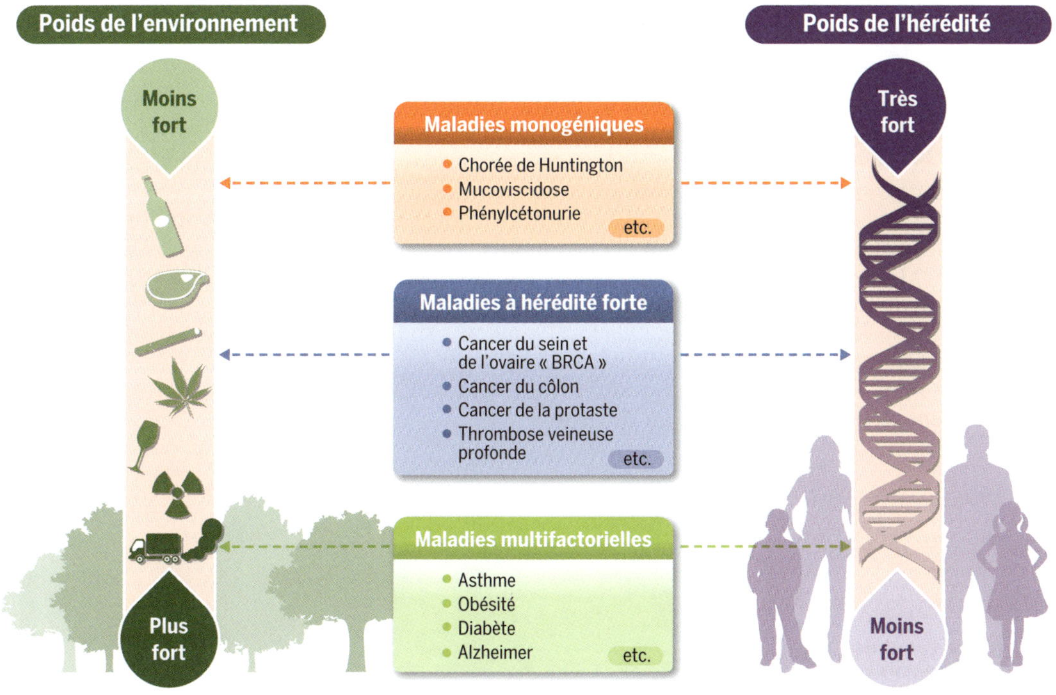

Quid des maladies infectieuses ?

Par définition, les maladies infectieuses sont causées par la présence d'un agent infectieux (virus, bactérie, etc.). Toutefois, on sait aujourd'hui que la réponse de l'organisme à ces agents dépend, en partie, de son patrimoine génétique. Dans certains cas, comme la grippe ou le paludisme, la prédisposition à ces maladies est sous la dépendance de plusieurs variations génétiques. Dans d'autres cas, comme la bilharziose ou la leishmaniose viscérale, il existe un gène dominant dont certaines versions (certains allèles) entraînent un sur-risque considérable. Enfin, pour certaines maladies infectieuses, des variations génétiques influencent le type de manifestations cliniques.

ÉTAT DES LIEUX DE LA MÉDECINE PRÉDICTIVE

Une recherche en ébullition...

Un nombre croissant d'études porte sur les associations entre des maladies et des variations génétiques ou d'autres biomarqueurs. Des instituts de médecine prédictive voient le jour dans de nombreux pays du Nord et de plus en plus de structures privées s'investissent dans ce domaine, notamment Google. La recherche autour de la médecine prédictive est en pleine ébullition. On voit également apparaître les premiers modules de formation sur la question, à destination des étudiants ou des médecins en exercice.

... mais une réalité clinique encore balbutiante

La médecine prédictive a permis de réelles avancées, notamment durant la période présymptomatique de maladies néonatales, telles que la phénylcétonurie, le favisme ou l'hypothyroïdie congénitale. Leur dépistage, qui est plus un diagnostic précoce qu'une véritable prédiction (on parle de test présymptomatique), permet d'empêcher la survenue de pathologies graves. Il en est de même pour une vingtaine de maladies qui se développent à l'âge adulte et pour lesquelles des traitements existent, comme le cancer du côlon, certains cancers du sein et de l'ovaire ou l'hémochromatose. Mais la médecine prédictive n'a, pour l'heure, pas amélioré la prise en charge d'autres maladies beaucoup plus communes, comme les maladies cardiovasculaires, le diabète ou l'obésité.

« Alors que nous n'avons pas encore intégré la prévention dans notre système, nous allons entrer dans une dizaine d'années dans l'ère de la médecine prédictive, grâce à la révolution génomique et à de nouvelles technologies permettant la détection précoce de marqueurs liés à l'apparition de maladies d'évolution lente. »

Luc Montagnier, *Le Monde*, 2012, prix Nobel de médecine

« Si quelques maladies ont bénéficié de façon radicale de la prédiction et d'un diagnostic précoce pour leur prévention, il n'est pas certain que l'avenir, dans ce domaine, ne soit pas une source de désillusion. »

Didier Sicard, 2008, ancien président du Comité consultatif national d'éthique

L'EXPLOSION DES TESTS GÉNÉTIQUES

Si la plupart sont des tests de diagnostic, plusieurs centaines sont d'ores et déjà utilisées en médecine prédictive, la plupart en cancérologie. Ces tests sont majoritairement proposés aux personnes à risque du fait de leur histoire familiale et personnelle.

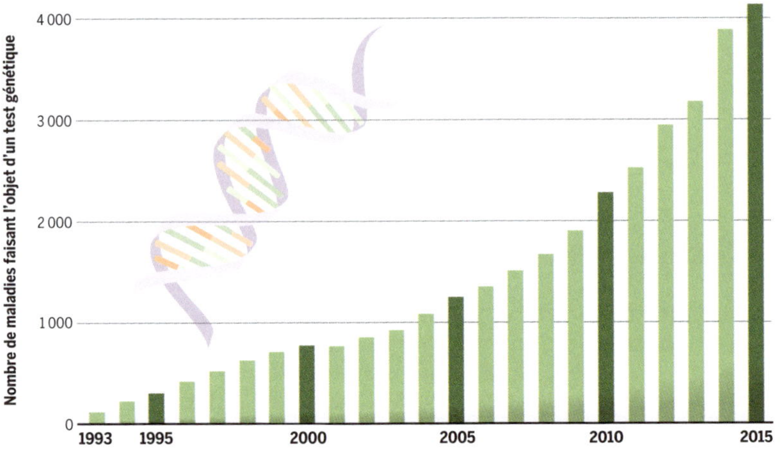

GENEtests ™

UNE HISTOIRE

Elle commande le même test à différentes compagnies

Kira Peikoff, journaliste au *New York Times*, a comparé les résultats de trois entreprises qui proposent d'évaluer la prédisposition génétique à différentes maladies. Son expérience est pour le moins édifiante : l'une lui annonçait un risque élevé pour le psoriasis et l'arthrite, alors qu'une autre la classait en dessous du risque moyen pour ces deux affections. Idem pour les maladies cardiovasculaires, l'obésité ou le diabète, où les résultats annoncés différaient significativement. Ces différences s'expliquent par le fait que ces compagnies n'utilisent pas les mêmes marqueurs génétiques, ni les mêmes méthodes de calcul de risque.

L'irruption des tests en libre accès

Au-delà des tests pratiqués dans un contexte médical, des entreprises commercialisent directement aux consommateurs, depuis 2007, des tests génétiques. Ainsi, pour 500 à 1500 euros, il est possible de commander par Internet un kit de prélèvement de salive et de recevoir, quelques semaines plus tard, chez soi, les résultats. Ces entreprises proposent à leurs clients de connaître leur prédisposition à plus de 1000 pathologies, depuis le diabète jusqu'à Alzheimer, en passant par le psoriasis ou les maladies cardiovasculaires. Toutefois, face à des résultats parfois peu fiables et à des conséquences qui peuvent être lourdes, de nombreux pays tentent d'interdire ces ventes directes et imposent l'intervention d'un médecin.

UNE HISTOIRE

23 and Me...

La société californienne *23andMe* est l'un des leaders du marché des tests génétiques en accès libre. Son test relatif à la santé est censé révéler la prédisposition à 54 affections médicales et près de 40 traits biologiques. Il est commercialisé par Internet au Royaume-Uni et au Canada pour environ 150 euros. Plus de 600 000 tests ont déjà été vendus. Aux États-Unis, l'agence américaine du médicament a interdit en novembre 2013 sa commercialisation directe, arguant qu'aucune donnée clinique ne permettait de justifier la fiabilité et l'efficacité de ce test.

LES DIFFÉRENTES LÉGISLATIONS SUR LES TESTS GÉNÉTIQUES RELATIFS À LA SANTÉ VENDUS DIRECTEMENT AUX CONSOMMATEURS

LA SITUATION AUX ÉTATS-UNIS

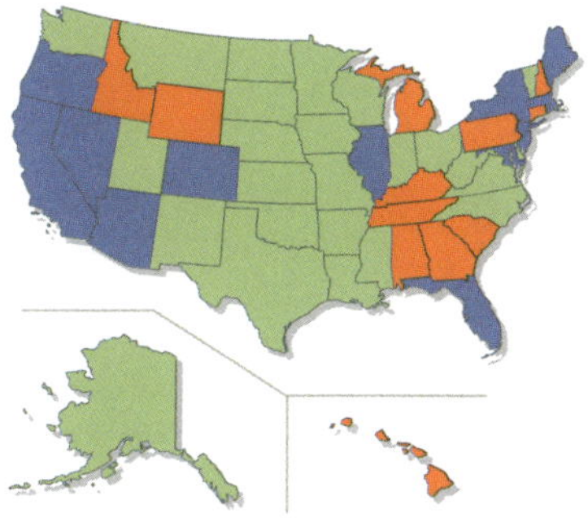

LA SITUATION EN EUROPE

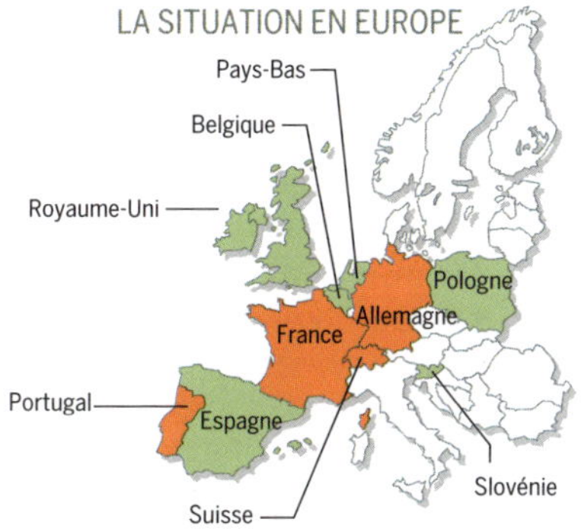

LA SITUATION EN CHINE

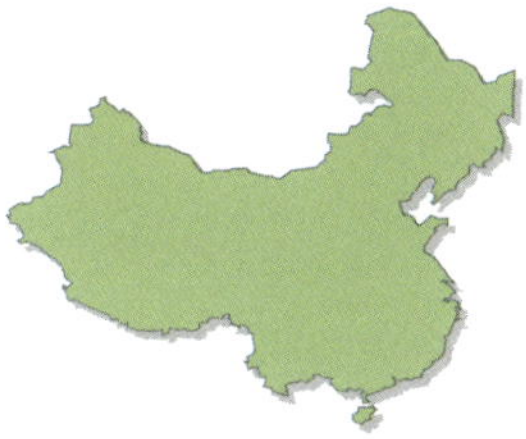

- Tests génétiques autorisés
- Tests génétiques limités
- Tests génétiques interdits

Genetics and Public Policy Center, 2012 (G. Chassang)

EN BREF

24 523 tests génétiques sont recensés dans la base de données *Genetic Testing Registry*, parmi eux :

616 sont des tests prédictifs (de prédisposition),
5 298 sont des tests présymptomatiques,
155 sont des tests de diagnostic préimplantatoire.

~1500 maladies sont couvertes par les **tests génétiques**.

ANNE CAMBON-THOMSEN
Médecin, immuno-généticienne et responsable d'équipe dans une Unité de recherche mixte Inserm et Université Toulouse III Paul Sabatier

Et si la personnalisation allait de pair avec le partage ?

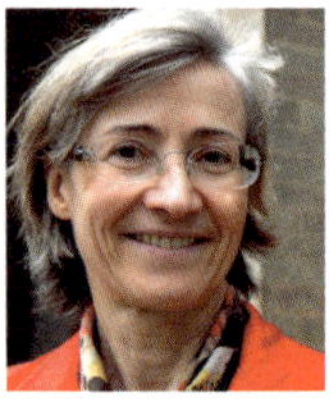

Quand j'étudiais la médecine, il y a de ça quelques décennies, on faisait des examens cliniques, des examens de radiologie et un certain nombre de tests biologiques, mais la base de la démarche était l'examen clinique. À travers cela, on avait une idée d'un arbre de décision menant au diagnostic. Puis, on prescrivait des tests complémentaires et on savait que, selon qu'on allait avoir tel ou tel résultat, cela nous donnerait tel ou tel argument pour le diagnostic. On rétrécissait le champ et on arrivait au diagnostic.

Aujourd'hui, avec les tests larges du génome, nous glissons de la médecine basée sur les phénotypes vers une médecine basée sur les données. Cette situation, qui deviendra probablement pertinente au plan économique et d'organisation des laboratoires, renverse la situation. En explorant une grande partie du génome, si ce n'est sa totalité, on acquiert tout un ensemble d'informations extrêmement variées. Parmi elles, certaines ne sont pas en rapport direct avec la maladie dont on essaye d'élucider le diagnostic, mais peuvent être extrêmement utiles pour aider à comprendre et interpréter le génome. De fait, dans de nombreux cas, on ne sait pas si une variation génétique observée est physiologique, une variation sans rapport avec une pathologie, ou si elle est au contraire impliquée dans la survenue d'une pathologie ou le contrôle de son évolution.

> « Nous glissons de la médecine basée sur les phénotypes vers une médecine basée sur les données. »

Ainsi, il est pertinent de mettre toutes ces informations dans des bases de données interrogeables, qui permettent de faire des liens entre des éléments cliniques et des polymorphismes (ou variations) qu'on ne sait pas encore interpréter. L'accumulation des informations et leur croisement permettra de progresser dans notre connaissance actuellement limitée du génome.

Dans cette démarche, on est amené à considérer les personnes qui viennent dans ce cadre clinique comme potentiels sujets de recherche, avec leur consentement bien sûr, mais pas pour une recherche avec un protocole précis. En constituant ces bases de données, on aura la possibilité de mieux interpréter le génome. C'est une situation assez nouvelle où le partage de l'information, dans le respect des mesures de protection de la confidentialité, fait progresser la connaissance. Considérer de contribuer au progrès des connaissances en acceptant de partager ses données, sans entrer dans un protocole précis de recherche, juste *via* la fouille de données accumulées, va devenir un pan des décisions à prendre quasi systématiquement dans le cadre de la médecine de précision utilisant des données génétiques.

> « L'accumulation des informations et leur croisement permettra de progresser dans notre connaissance actuellement limitée du génome. »

Un champ de la médecine se développe, il implique prudence et partage et les patients sont à la fois la source et l'aboutissement de ces connaissances. La personnalisation et le partage sont les deux faces d'une même médaille !

FRANÇOISE CLERGET-DARPOUX
Mathématicienne, directrice de recherche émérite Inserm

Les modèles utilisés pour la médecine prédictive sont inadaptés aux maladies complexes

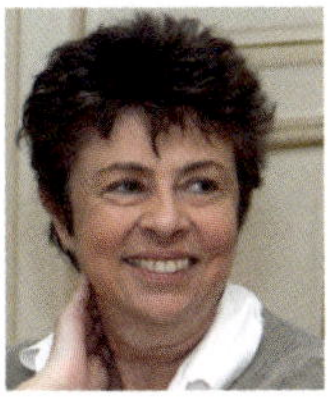

La progression extrêmement rapide de la connaissance du génome et des technologies de génotypage a permis l'identification de facteurs génétiques impliqués dans des maladies multifactorielles, comme le diabète de l'adulte, les maladies psychiatriques, neurologiques ou cardiovasculaires. Les estimations de risque – initialement effectuées dans un but de conseil génétique aux familles, pour des maladies monogéniques à déterminisme bien connu – ont été étendues aux maladies communes. L'objectif est de pouvoir donner à tout individu qui le souhaite une estimation du risque de survenue de maladies par simple analyse de son génome.

Le problème, c'est que nous ne possédons pas de modèle explicatif des maladies multifactorielles. Et pour cause : on ne connaît pas leur déterminisme. Les facteurs qui influencent leur développement sont nombreux et différents d'un individu à l'autre. Le modèle le plus fréquemment employé dans le cadre de la médecine prédictive est le modèle polygénique additif. Il est utilisé notamment par les firmes commerciales pour estimer, à partir de l'analyse de notre génome, nos risques de développer telle ou telle maladie. Et c'est aussi grâce à lui que sont calculées les héritabilités des maladies multifactorielles. Ce modèle suppose non seulement l'existence d'un grand nombre de facteurs ayant chacun des petits effets, mais aussi, et surtout, que ces facteurs sont indépendants les uns des autres, autrement dit qu'il n'existe pas d'interaction entre les facteurs de risque, qu'ils soient génétiques ou environnementaux.

> « Nous ne possédons pas de modèle explicatif des maladies multifactorielles car on ne connaît pas leur déterminisme. »

Pourtant, un certain nombre d'observations contredisent ce modèle. On connaît par exemple aujourd'hui le rôle primordial de facteurs de l'environnement pour certaines maladies multifactorielles : le rôle du tabac dans le cancer du poumon, de l'amiante dans le cancer de la plèvre, de l'herpès dans le cancer du col de l'utérus, de la bactérie *Helicobacter pylori* dans le cancer de l'estomac, etc. Même si les facteurs environnementaux impliqués sont inconnus pour beaucoup de maladies multifactorielles, on peut penser qu'ils sont souvent à l'origine du processus pathologique. Dans ce cas, un individu non exposé ne sera pas atteint, quel que soit son profil génomique. Enfin, considérer que le risque d'un individu est une fonction du nombre d'éléments génétiques de risque, identifiés par le biais de grands échantillons de malades et de témoins exposés à des facteurs d'environnement hétérogènes, est extrêmement trompeur. Cela amène à classer comme « à risque » des personnes qui ne le sont pas, et *vice-versa*.

> « L'objectif premier des études génétiques sur les maladies multifactorielles était de mieux comprendre les processus pathologiques. Il est aujourd'hui totalement détourné. »

L'objectif premier des études génétiques sur les maladies multifactorielles était de mieux comprendre les processus pathologiques avec l'espoir de les contrecarrer. Cet objectif est totalement détourné par ceux qui supposent que ces processus – complexes et hétérogènes – suivent tous le même modèle simpliste. •

MÉDECINE, TOUT PRÉDIRE ?

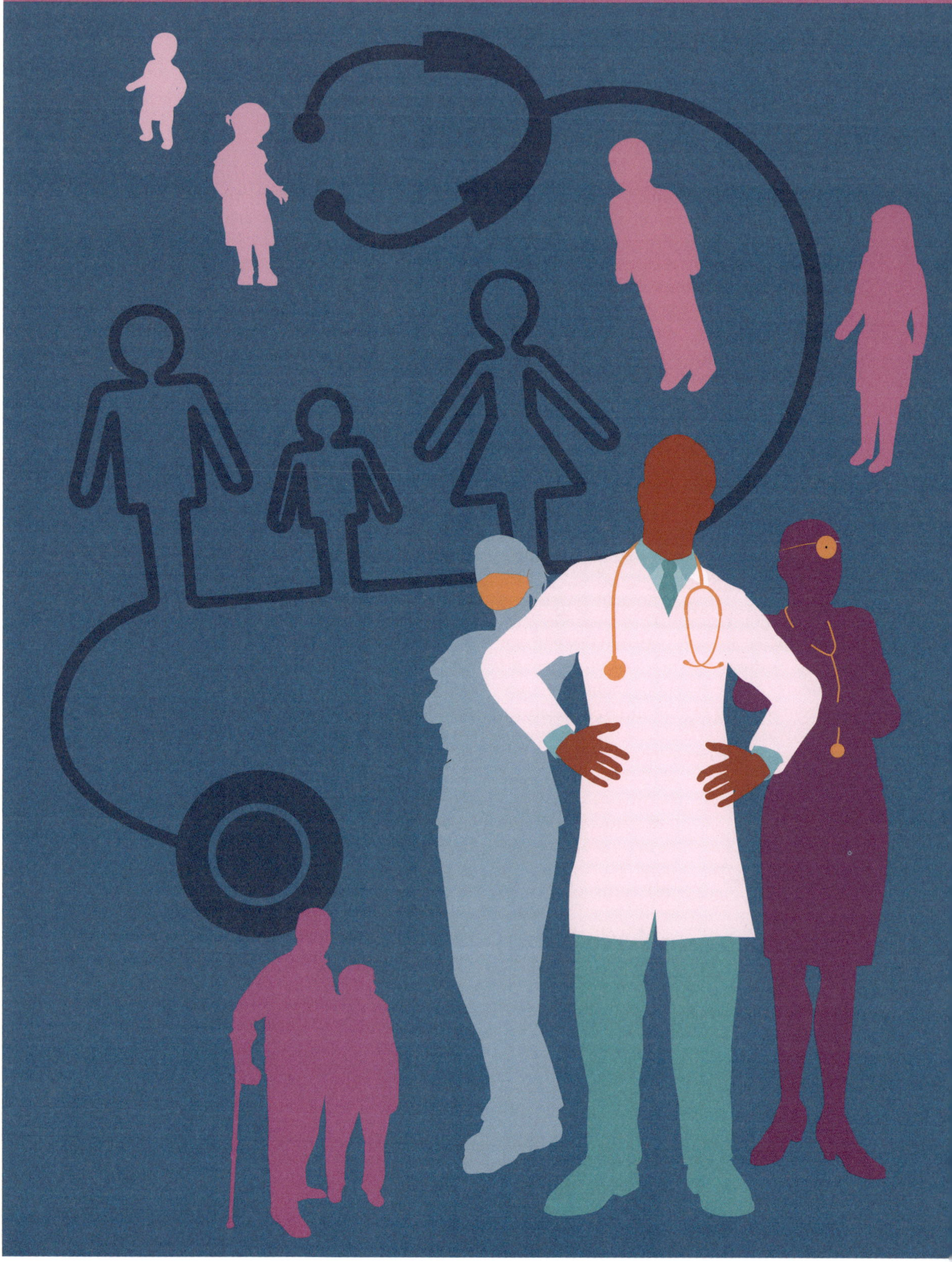

II. LES DIFFÉRENTS CHAMPS D'ACTIONS DE LA MÉDECINE PRÉDICTIVE

La médecine prédictive intervient depuis la conception d'un enfant jusqu'à la mort. L'embryon et le nouveau-né constituent une bonne part des applications de cette médecine. Chez l'adulte, il existe déjà une dizaine de tests pré-symptomatiques de maladies monogéniques ainsi que des tests de prédisposition à plusieurs dizaines de cancers. On trouve aussi de plus en plus de tests de prédisposition aux maladies multifactorielles, notamment sur Internet. Les maladies psychiatriques ne sont pas en reste, puisque de nouveaux tests de vulnérabilité à différentes affections comme l'autisme apparaissent. Enfin, la fin de vie est également concernée avec notamment des mesures du risque d'Alzheimer. Tous ces tests n'ont évidemment pas la même valeur prédictive, ni le même impact préventif...

POINTS DE VUE D'EXPERTS

DE LA NAISSANCE, À LA MORT

LA MÉDECINE PRÉDICTIVE INTERVIENT DANS DE NOMBREUSES SITUATIONS, DE L'EMBRYON JUSQU'À LA MORT

Selon le contexte, elle peut servir à prédire l'apparition d'une maladie, à suspecter une prédisposition à certaines pathologies, à éviter la naissance d'un enfant malade, ou à anticiper l'effet d'un traitement.

EMBRYON

Diagnostic pré-implantatoire (DPI)

- Dépister une anomalie génétique grave présente chez un parent
- **Objectif :** sélection
- **Exemple :** mucoviscidose
- **Outil :** test génétique

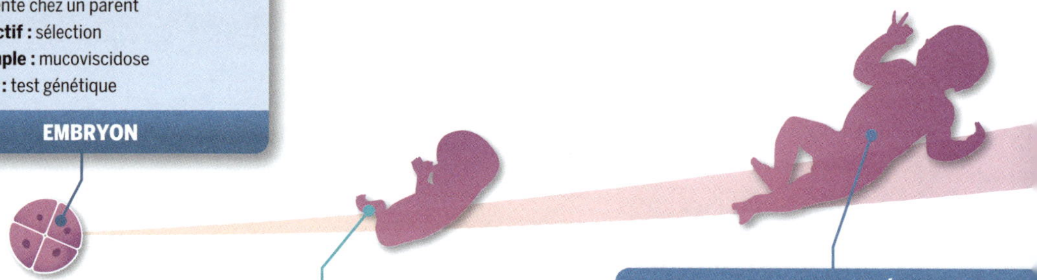

FŒTUS

Diagnostic pré-natal (DPN)

- Dépister les anomalies congénitales fréquentes
- **Objectif :** éviter la naissance d'un enfant malade, prise en charge dès la naissance, traitement
- **Exemple :** trisomie 21
- **Outil :** échographies, hématologie, test génétique

NOUVEAU-NÉ

Dépistage néonatal

- Dépister une cinquantaine de pathologies
- **Objectif :** soigner, éviter les complications
- **Exemple :** phénylcétonurie
- **Outil :** hématologie, biochimie, test génétique, audiomètre, etc.

RÉPARTITION DES DIFFÉRENTS TYPES DE TESTS GÉNÉTIQUES EN EUROPE EN 2011

La valeur du marché européen en 2011 était de 896 millions d'euros.

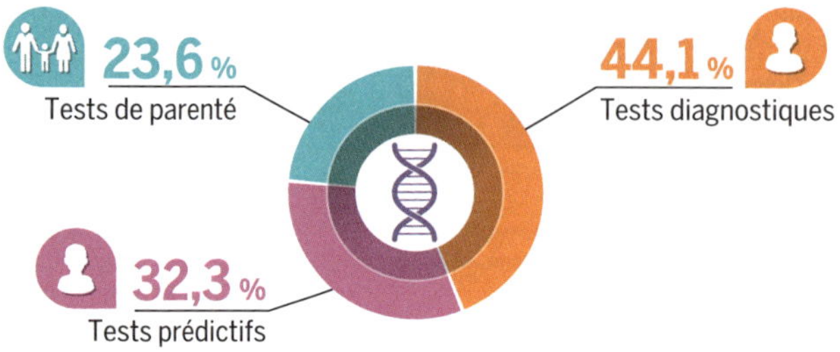

PRÉVISION DE L'ÉVOLUTION DE DES TESTS GÉNÉTIQUES DAN

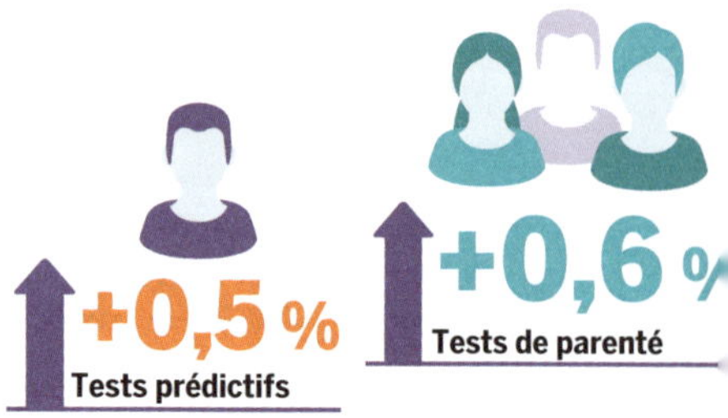

ADULTE

Test présymptomatique chez une personne à risque

- Diagnostiquer une maladie héréditaire avant l'apparition des premiers symptômes
- **Objectif :** prévention, surveillance, intervention thérapeutique précoce, information
- **Exemple :** maladie de Huntington
- **Outil :** tests génétique, biochimique et immunologique, imageries

ADULTE

Test pharmacogénomique

- Prédire la réponse des patients aux traitements
- **Objectif :** adapter les traitements en fonction des personnes
- **Exemple :** cancers et chimiothérapie
- **Outil :** tests génétique et biochimique

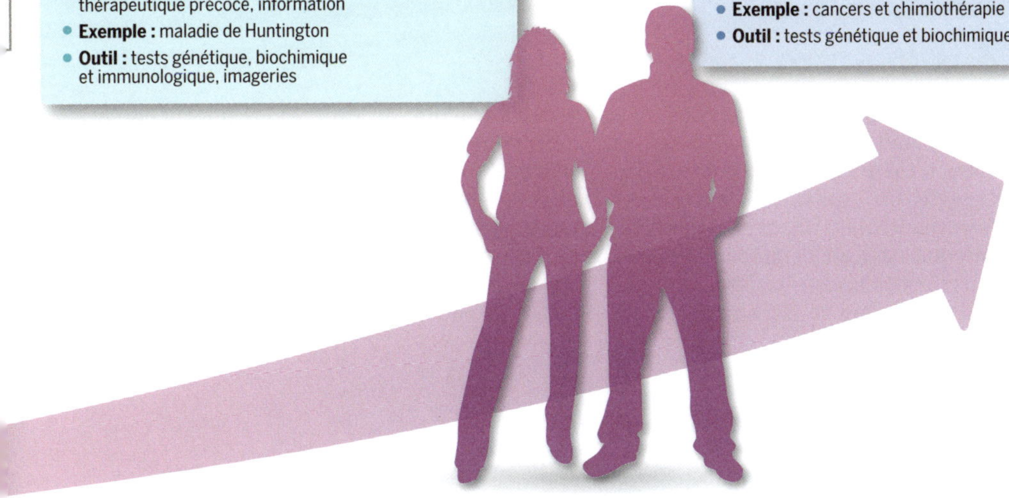

ADULTE

Test de prédisposition

- Dépister une prédisposition à certaines maladies multifactorielles.
- **Objectif :** prévention, surveillance, intervention thérapeutique précoce, information
- **Exemple :** cancer du sein
- **Outil :** tests génétique, biochimique et immunologique, imageries, facteurs environnementaux et sociaux

L'UTILISATION
LE MONDE ENTRE 2011 ET 2018

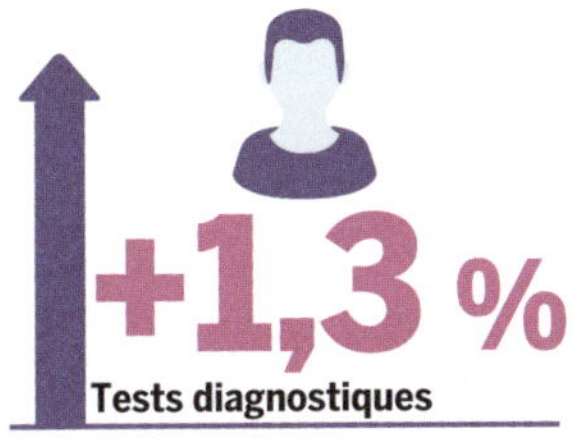

ÉVOLUTION DU MARCHÉ MONDIAL DES TESTS ADN

Les tests prénatals représentent 25 % de ce marché.

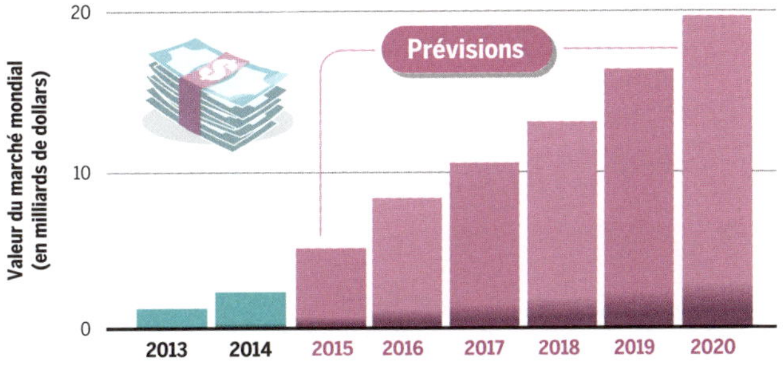

Source des données chiffrées : Frost et Sullivan analysis, 2011

PRÉDIRE LE BÉBÉ À NAÎTRE (1)

Prédictions *in utero*

L'embryon est un des plus gros marchés de la médecine prédictive. Les tests prénatals relèvent certes plus souvent d'un diagnostic que d'une prédiction (autrement dit, bien souvent, la maladie est déjà là), mais ils permettent d'annoncer la présence d'anomalies avant que leurs effets ne soient visibles. Ces tests reposent principalement sur les techniques d'imagerie obstétricale, mais aussi sur des prélèvements de liquide amniotique (amniocentèse) ou de fragments de placenta (villosités choriales), suivis d'une analyse génétique. Quand une maladie grave ou une malformation est détectée, une prise en charge dès la naissance peut être effectuée. Dans de très rares cas, il est possible d'opérer *in utero*. Autrement, les parents peuvent aussi procéder à une interruption médicale de grossesse. •

LE DÉROULEMENT DU DIAGNOSTIC PRÉNATAL

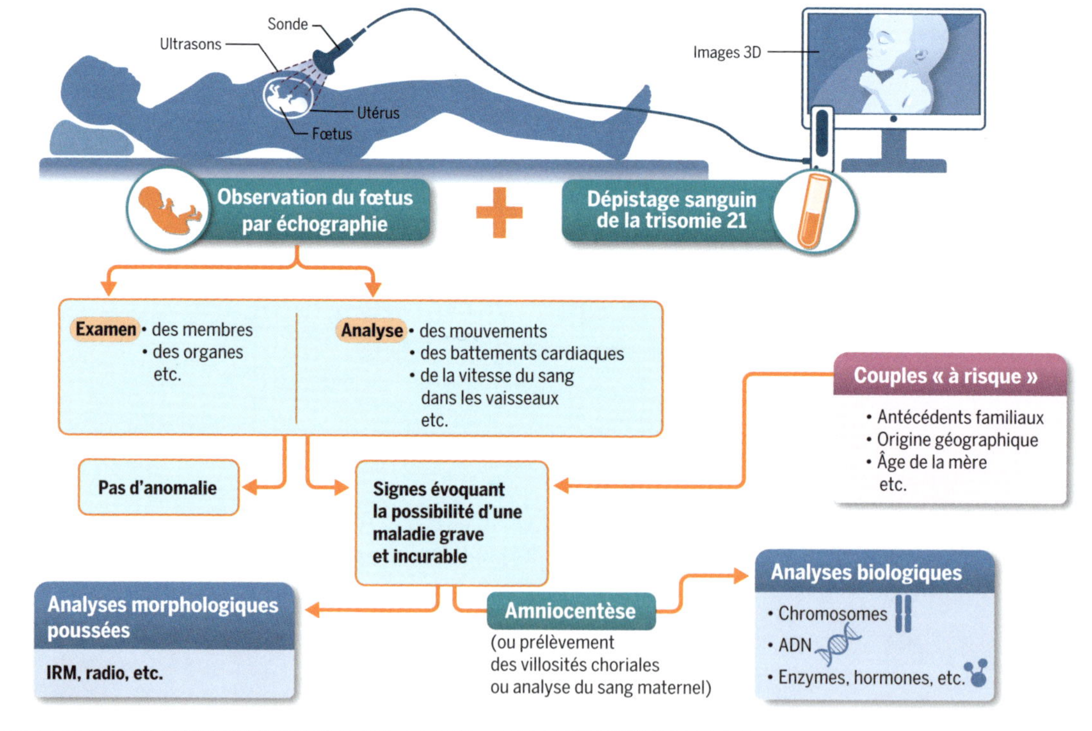

EN BREF

Plus de **6 000**
C'est le nombre de pathologies pouvant être diagnostiquées *in utero*.

5 ou 6
C'est le nombre de thérapies pouvant être proposées *in utero*.

LE TAUX DE DÉTECTION DES MALFORMATIONS CONGÉNITALES DE PLUS EN PLUS ÉLEVÉ

Le taux de détection des malformations des fœtus et nouveau-nés (jusqu'à une semaine de vie) à Paris s'élève aujourd'hui à plus de 60 % contre moins de 20 % au début des années 1980.

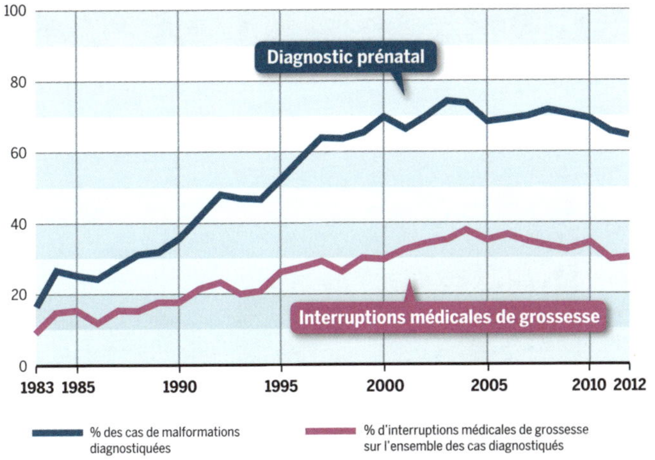

Registre des malformations de Paris

focus

Des opérations à utérus ouvert

Dans de rares cas, il est possible d'intervenir sur le fœtus avant la naissance. Des interventions particulièrement périlleuses : toute intrusion dans l'utérus provoquant des risques d'infection ou de fausse couche. Si quelques opérations à utérus ouvert sont pratiquées depuis 1990 – on peut par exemple opérer une malformation de la colonne vertébrale sur un fœtus âgé d'une vingtaine de semaines – les thérapies fœtales sont désormais réalisées *via* des endoscopes.

Vers un dépistage étendu aux prédispositions ?

Depuis le début des années 2000, on peut isoler les cellules du fœtus circulant dans le sang maternel et les analyser génétiquement. Cette technique évite les prélèvements invasifs et donc les risques de fausse couche. En France, cette prise de sang chez la mère n'est pour l'heure utilisée que pour connaître le sexe de l'enfant en cas de risque de maladie liée aux chromosomes sexuels, ou pour déterminer son rhésus. Depuis 2013, les françaises à risque d'être porteuses d'un fœtus atteint de la trisomie 21 peuvent aussi passer ce test. Cette nouvelle technique pourrait annoncer l'avènement de tests génétiques de diagnostic ou de dépistage plus larges qu'aujourd'hui, portant sur les quelques centaines de maladies monogéniques graves et sur des mutations prédisposant à certaines maladies (voir pp. 38-39).

LES OUTILS DU DIAGNOSTIC PRÉNATAL

	PATHOLOGIE	FRÉQUENCE	OUTIL DE DPN
1	**Malformations congénitales**	• 2 nouveau-nés sur 100 • 20 % des mort-nés • Anomalie génétique en cause dans 20 % – 30 % des cas	Échographie, IRM éventuellement Analyse d'ADN, Analyses biologiques, Analyse des chromosomes
2	**Maladies monogéniques** Mucovicidose, thalassémies, etc.	• 1 nouveau-né sur 100	Échographie, Analyse d'ADN, Analyses biologiques
3	**Anomalies chromosomiques** Trisomies, monosomies, etc.	• 1 nouveau-né sur 500 (la moitié pour la seule trisomie 21)	Échographie, Analyse des chromosomes, Analyses biologiques
4	**Mutation prédisposant à des maladies**	• En France, seules celles prédisposant à des cancers graves	Analyse d'ADN, Analyses biologiques

Échographie – IRM – Analyse d'ADN – Analyse des chromosomes – Analyses biologiques, enzymes, hormones, etc.

PRÉDIRE LE BÉBÉ À NAÎTRE (2)

Éviter la naissance d'un enfant malade

Lorsqu'un enfant à naître présente une forte probabilité d'être atteint d'une maladie génétique grave, il est désormais possible de procéder à un diagnostic préimplantatoire ou DPI. Ces tests s'effectuent sur des embryons qui sont conçus *in vitro,* dans le but de détecter la présence d'éventuelles mutations génétiques transmises par les parents et de ne transférer dans l'utérus de la mère que le ou les embryons sains. Créé comme une alternative au diagnostic prénatal, le diagnostic préimplantatoire permet ainsi d'éviter la naissance d'enfants malades sans avoir à passer par une interruption de grossesse. Le nombre de demandes ne cesse de croître, tout comme le nombre de mutations génétiques pouvant être analysées.

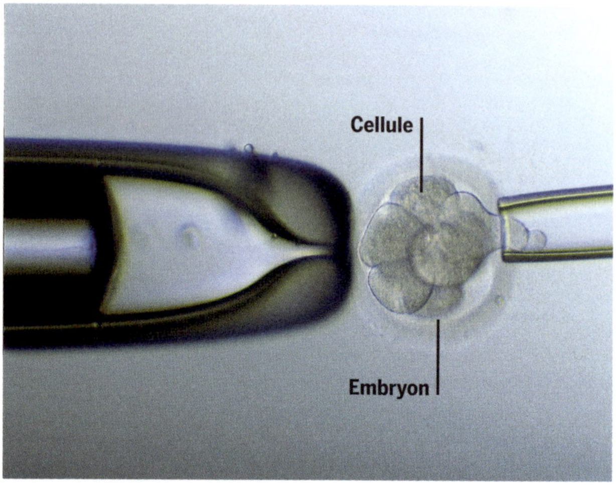

Un délicat prélèvement de cellule.
Le DPI s'effectue sur des embryons contenant six à dix cellules. Une biopsie permet de prélever une à deux cellules afin d'en analyser le patrimoine génétique.

LE DIAGNOSTIC PRÉIMPLANTATOIRE DANS LE MONDE (DPI)

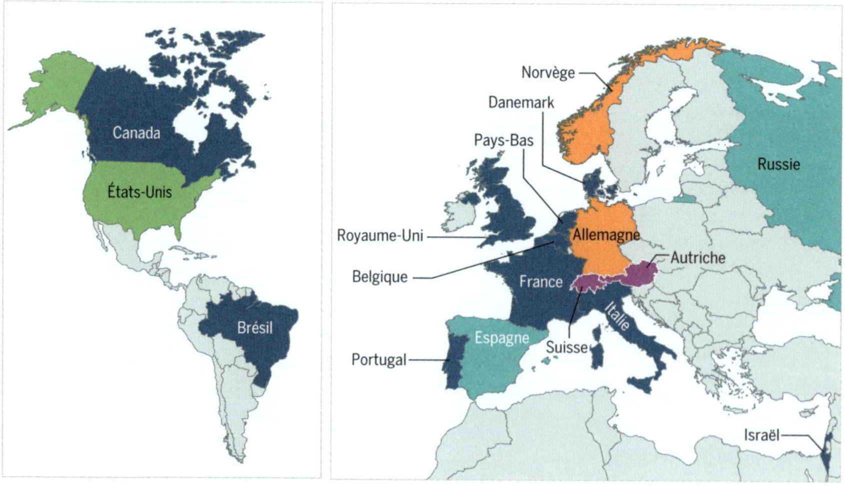

STATUT DU DIAGNOSTIC PRÉIMPLANTATOIRE

- Autorisé pour raison médicale seulement
- Possible sans raison médicale, mais la pratique est encadrée
- Libre choix des patients et médecins
- Autorisé à titre exceptionnel
- Interdit

ABM, ESHRE et enquête de l'auteur

EN BREF

Sur les **829 570** nouveau-nés ayant subi un dépistage néonatal en France en 2013, **916** malades ont été repérés.

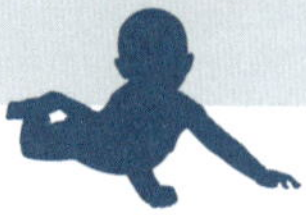

10 euros C'est le coût moyen du dépistage néonatal par nouveau-né.

UNE hISTOIRE

Prédire la date de l'accouchement à 7 jours près ?

Des chercheurs suédois ont mis au point un test sanguin permettant de prédire avec une grande précision si une femme enceinte qui a des contractions va donner naissance dans les 7 jours. Ce test prédictif est fondé sur la présence de protéines secrétées par l'organisme au moment où le travail d'accouchement se met réellement en place. Il permet d'ajuster la prise en charge des naissances prématurées, en donnant par exemple à la mère de la cortisone pour accélérer le développement des poumons du fœtus.

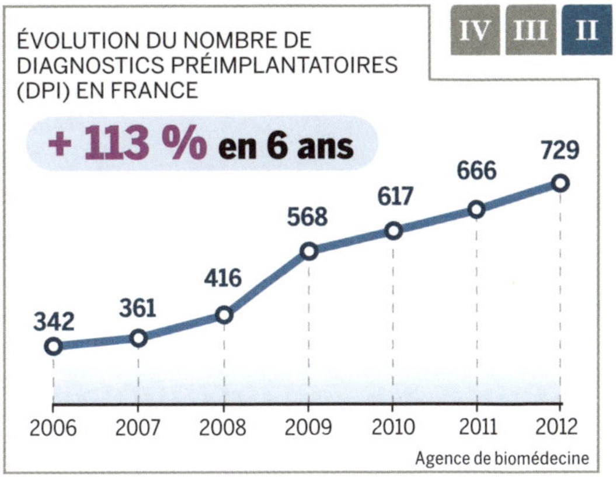

Des dépistages juste après la naissance

Un nouveau-né peut être atteint d'une maladie sans pour autant présenter de symptômes visibles. Il est primordial de repérer ces maladies dès les premiers jours après la naissance, afin de pouvoir prendre en charge le plus précocement les enfants. C'est l'objectif des dépistages néonatals, qui portent en France sur cinq maladies et se révèlent particulièrement utiles. Ainsi, non repérée, la phénylcétonurie entraîne un retard mental important chez l'enfant. Son dépistage systématique, *via* le test dit de Guthrie, permet, grâce à un régime alimentaire approprié, d'éviter la constitution d'un déficit intellectuel. Il est systématiquement pratiqué depuis 1963 et repose sur une analyse sanguine. •

LES CINQ MALADIES FAISANT L'OBJET D'UN DÉPISTAGE GÉNÉRALISÉ À 3 JOURS DE VIE

MALADIE	Prévalence en France	Manifestations	Traitement	Impact du dépistage	Nombre de malades repérés par dépistage néonatal**
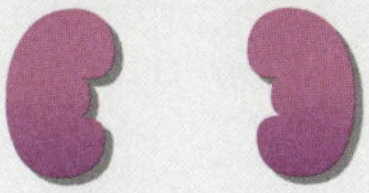 Phénylcétonurie	1 sur 16 000	Retard mental	Régime alimentaire	Développement normal	45
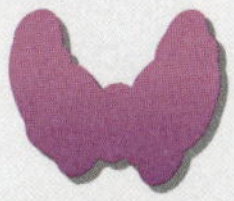 Hypothyroïdie congénitale	1 sur 3 000	Retard mental	Médicaments à vie	Développement normal	289
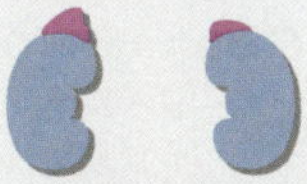 Hyperplasie surrénalienne	1 sur 18 500	Troubles de la croissance et des organes génitaux	Hormones à vie	Croissance normale mais reste sensible à la déshydratation	36
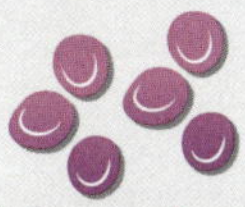 Drépanocytose*	1 sur 2 200	Infections, anémies, obstruction des vaisseaux	Hygiène de vie, surveillance	Variable en fonction des différents degrés de gravité de la maladie	441
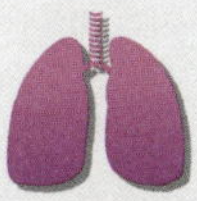 Mucoviscidose	1 sur 4 000	Bronchites, diarrhée, retard de croissance	Médicaments et soins de kinésithérapie	Ralentissement de l'évolution de la maladie	105

* Uniquement pour les nouveau-nés à risque. ** En France en 2013.

AFDPHE

PRÉDIRE L'ENFANT À VENIR

Prédire les performances intellectuelles ?

Les définitions de l'intelligence sont multiples et personne ne s'entend sur sa mesure. Prédire l'évolution des performances intellectuelles d'un enfant paraît donc impossible. Pourtant, des chercheurs s'y aventurent et prétendent identifier des aptitudes susceptibles de prédire la réussite scolaire ou l'intelligence future des enfants. Une étude portant sur 36 000 enfants au Canada affirme, par exemple, que les habiletés pré-mathématiques en maternelle sont les plus fortement associées à la réussite ultérieure. Des résultats controversés pour la communauté scientifique. D'autres chercheurs séquencent le génome de plusieurs milliers de surdoués dans l'espoir d'identifier des variations génétiques liées à l'intelligence. Sans succès significatif pour l'heure. •

Prédire les performances physiques ?

C'est l'un des marchés de certaines entreprises privées : prédire les aptitudes physiques des enfants. Certes, les gènes influencent les performances sportives et plusieurs centaines de variations génétiques ont été repérées, certaines favorisant les efforts soit d'endurance, soit explosifs. Ce sont elles qui sont recherchées dans les tests de prédiction sportive. Certains clubs et même certains pays, comme l'Australie, en font usage pour leurs sélections. Toutefois, d'après la plupart des études, ces variations n'expliquent pas plus de 2 à 3 % des résultats sportifs. Ici comme ailleurs, les gènes ne disent pas tout… •

LES PROFILS GÉNÉTIQUES ET LES APTITUDES SPORTIVES

Le gène ACTN3 assure la production d'une protéine, l'alpha-actinine 3, utilisée par les fibres musculaires lors d'un effort intense. On a observé la présence d'une mutation fréquente dans ce gène, appelée « X ». Chaque individu portant deux exemplaires de ce gène, il y a 3 possibilités génétiques, chacune associée à des types de performances physiques différentes. La combinaison de deux exemplaires non mutés (R-R) semble favorable aux efforts « explosifs » de type sprint, au contraire de la combinaison de deux exemplaires mutés (X-X).

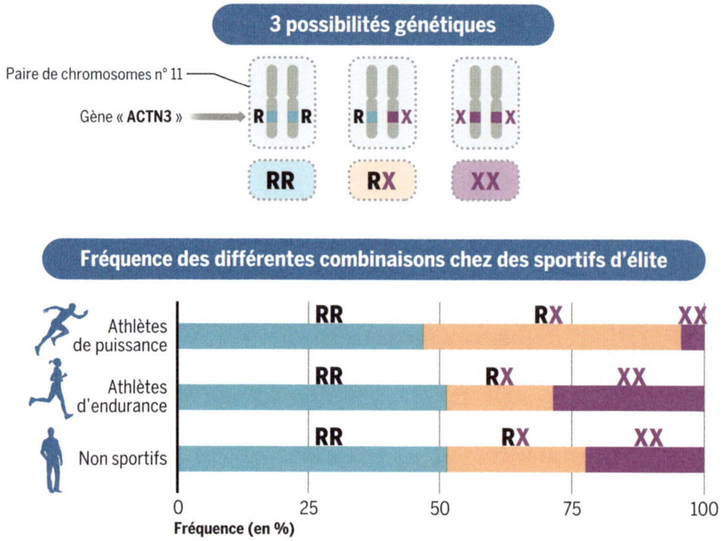

« De nombreuses études montrent que lorsqu'un enfant présente de façon chronique des symptômes du trouble de conduite, le risque de délinquance juvénile grave est statistiquement aussi important que de développer un cancer lorsqu'on est un gros fumeur. »

R. Tremblay, chercheur, rapport Inserm sur les troubles de conduite chez l'enfant

« Personne au monde ne peut prédire qu'un enfant de 3 ans qui présente des troubles de conduite sera un délinquant douze ans plus tard. Nous vivons une période où la médecine prédictive a le vent en poupe. Mais faire croire que l'on peut faire des prédictions de ce genre dans le domaine de la psychiatrie, au mieux c'est illusoire, au pire c'est malhonnête et dangereux. »

B. Golse, chef du service de pédopsychiatrie (hôpital Necker – Paris) *Libération*, 2006

Prédire les troubles de conduite ?

D'après plusieurs études, deux tiers des adolescents présentant un trouble de conduite souffraient déjà de troubles semblables étant petits. Serait-il possible de dépister ces enfants ou d'identifier des facteurs de risque, afin de prévenir un comportement violent ou délinquant ? En France, en 2005, des experts ont ainsi recommandé un repérage dès l'âge de 3 ans de différents symptômes d'un trouble de conduite (agression, hyperactivité, opposition, etc.) et un suivi des enfants considérés à « haut risque ». De nombreux spécialistes se sont opposés à cette proposition, soulignant une « déviation prédictive » de la prévention et contestant l'importance donnée à l'héritabilité des troubles de conduite. Le gouvernement a fini par retirer l'article sur le dépistage précoce du projet de loi sur la prévention de la délinquance. •

Prédire les conduites addictives

Plusieurs équipes cherchent à identifier chez les enfants, des facteurs qui permettraient de prédire quels individus auront, à l'adolescence, des conduites addictives. Ces études longitudinales sur plusieurs milliers de personnes portent sur des traits de personnalité, des événements vécus, des imageries cérébrales ou des études génétiques. Conclusions : de nombreux facteurs prédictifs sont proposés, mais rares sont les études qui pointent les mêmes. Parmi ces « prédispositions », plusieurs centaines de variations génétiques semblent liées à un sur-risque de développer une dépendance, mais chacune n'augmente que très légèrement ce risque. •

DÉPISTER LES TROUBLES DE CONDUITE POUR PRÉVENIR LA CONSOMMATION DE DROGUES ?

Une étude menée sur 172 enfants suggère qu'un dépistage des enfants présentant des troubles de conduite, à l'issue duquel une intervention et un suivi de deux ans (entre 7 et 9 ans) sont proposés, permet de réduire les problèmes de consommation de drogues à l'adolescence.

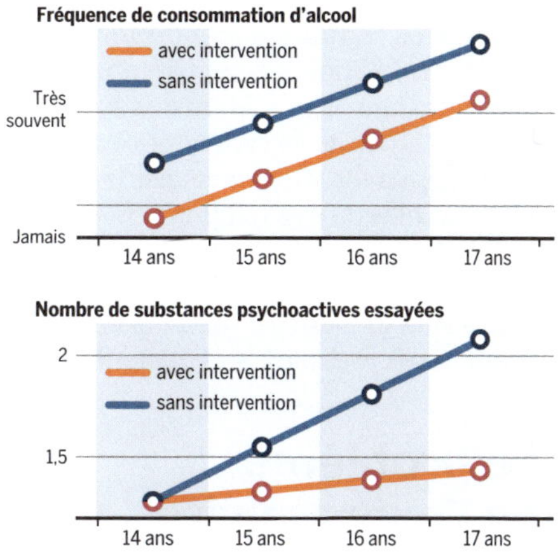

The British Journal of Psychiatry, 2013

TÉMOIGNAGE

FRANÇOIS BECK
Sociologue au Cermes3

En France, la question des « prédispositions » génétiques a fait l'objet de vives controverses, à l'image de celles qui ont suivi les initiatives de dépistage dès la petite enfance des profils à risque de trouble de conduite. Pour mieux en comprendre la complexité et les enjeux, il faut rappeler que le repérage de ces enfants a vocation, dans l'esprit de ses promoteurs, à aiguiller leur famille vers des protocoles de soutien et d'accompagnement : il s'agit souvent de compenser des situations défavorables d'un point de vue socio-économique. L'ambition est donc louable. La difficulté a surtout été l'adaptation au contexte français d'un modèle anglo-saxon.
Concernant les addictions, le sociologue se garde de toute prédiction parce qu'il raisonne en termes de trajectoire là où d'autres disciplines, comme l'épidémiologie, fonctionnent plus volontiers avec des modélisations n'envisageant pas la réversibilité. Or dans le domaine des addictions, il est très important de considérer que l'usager est amené à faire des choix qui vont dépendre de ses motivations, de son environnement, de ses rencontres, de son capital socioculturel. La meilleure preuve que les facteurs sociaux sont primordiaux est le fort lien entre conduites addictives et inégalités sociales. L'épigénétique, discipline visant à confronter les facteurs environnementaux et sociaux aux données issues de la génétique, pourrait à l'avenir aider à démêler cet écheveau, si les premiers sont suffisamment précis et rendent compte efficacement des parcours de vie.

EN BREF

ÉTUDE SUR LA RÉUSSITE ACADÉMIQUE

125 000 personnes concernées : **3** variations génétiques ressortent et expliquent moins de **1 %** des différences de **résultats scolaires**.

Science, 2013

ÉTUDE SUR L'INTELLIGENCE

18 000 enfants concernés : **la variation** ayant le plus d'impact n'explique que **0,2 %** des écarts dans les scores des **tests d'intelligence**.

Molecular psychiatry, 2014

40 à 70 % c'est la part d'**héritabilité** de la **dépendance à l'alcool**. Seul quelques pourcents sont aujourd'hui expliqués par des variations génétiques.

Journal of Molecular Psychiatry, 2013

PRÉDIRE LES MALADIES MENDÉLIENNES

Des maladies rares mais graves

Dans les maladies mendéliennes, ou monogéniques, le dysfonctionnement d'un unique gène est impliqué dans l'apparition des symptômes. Plus de 6000 maladies de ce type sont recensées, la plupart rares et graves. Connaissant la ou les mutations responsables du dysfonctionnement du gène et donc de ces maladies, il est possible de les détecter par un test génétique. Si la maladie est récessive, c'est-à-dire si la présence de deux exemplaires mutés du gène est nécessaire à son déclenchement, ces tests permettent de repérer les futurs malades, mais aussi les porteurs sains : ceux qui ne possèdent qu'un seul exemplaire muté et ne développeront jamais la maladie. Si la présence d'un seul exemplaire du gène muté suffit à déclencher la maladie – on parle alors de maladie dominante – la détection de la mutation indique que l'individu va être malade. Toutefois, il est souvent impossible de préciser à quel âge cela arrivera, ni comment et à quelle vitesse la maladie se développera. •

Le problème de l'expressivité variable

Une même maladie monogénique peut induire différents symptômes. C'est ce qu'on appelle l'expressivité d'une maladie. La neurofibromatose peut par exemple se traduire par de simples anomalies de pigmentation, ou par une multiplication de tumeurs et un trouble cognitif. Cette variabilité individuelle peut s'expliquer par des mutations différentes, mais aussi par la présence d'autres gènes qui influencent l'expression de la maladie ou encore par l'environnement. Les tests effectués pour les maladies monogéniques ne permettent donc pas de prédire l'étendue ni la gravité des symptômes. •

QUELQUES MALADIES MONOGÉNIQUES POUR LESQUELLES DES TESTS PRÉSYMPTOMATIQUES SONT DISPONIBLES

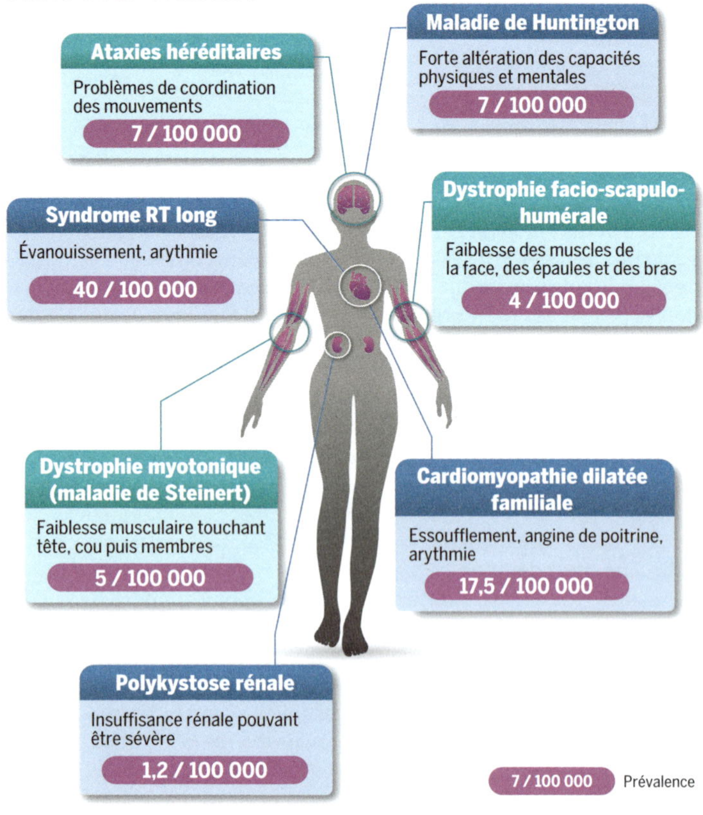

Le problème de la pénétrance

La plupart des maladies monogéniques ne sont pas à pénétrance complète, c'est-à-dire qu'elles ne se développent pas à chaque fois que le génotype à risque est présent. Pour les maladies à déclenchement tardif par exemple, la pénétrance augmente avec l'âge (voir ci-dessous). Certaines maladies ont une pénétrance élevée, comme le rétinoblastome, où 90 % des personnes présentant le génotype à risque développent la maladie. Mais d'autres possèdent des pénétrances plus faible : ainsi, moins de 50 % des individus porteurs du génotype de l'hémochromatose génétique développeront la maladie. •

EN BREF

En moyenne, chaque individu est « porteur sain » de **7 mutations** correspondant à une **maladie monogénique** récessive.

En France, les tests pré-symptomatiques répondent à **5 principes :** bénéfice, autonomie, choix éclairé, confidentialité, possibilité de ne pas savoir.

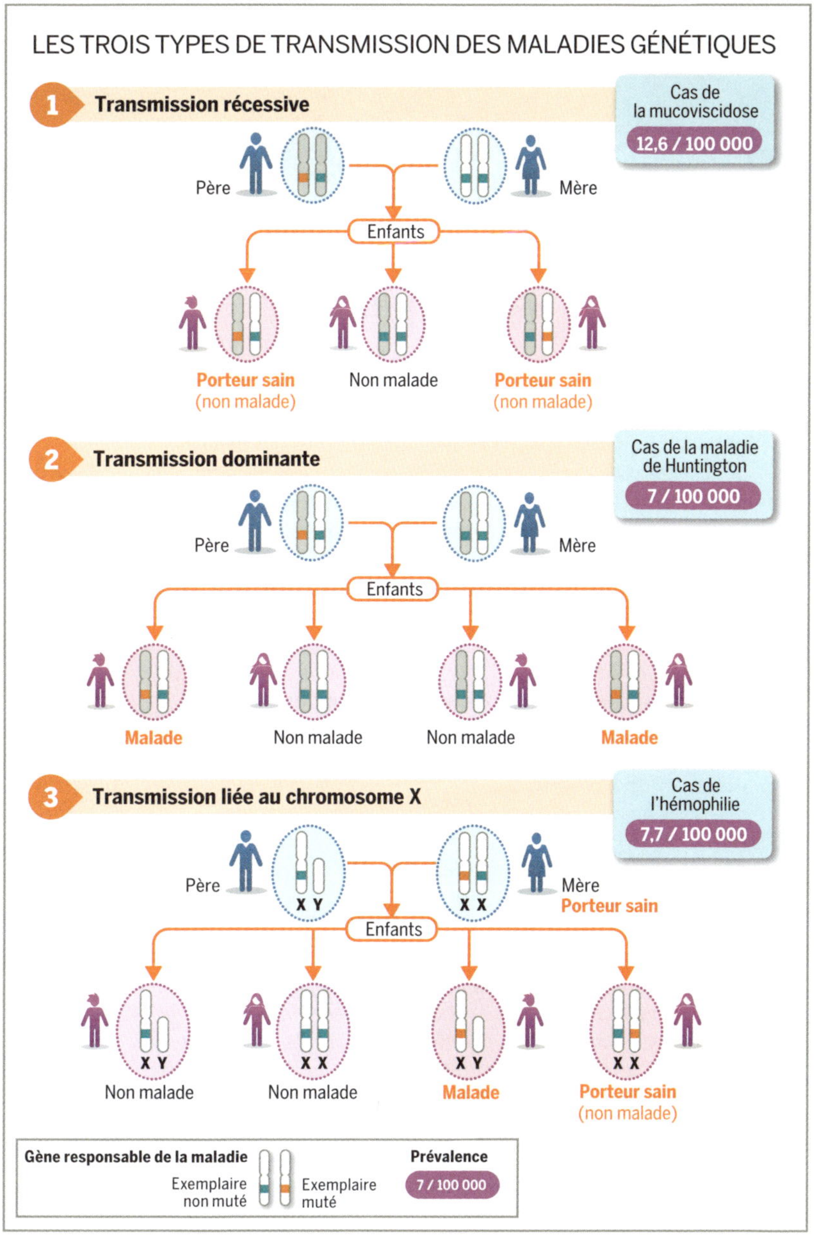

LA PÉNÉTRANCE VARIE AVEC L'ÂGE : EXEMPLE DE LA MALADIE DE HUNTINGTON

Dans le cas des maladies à développement tardif, la pénétrance (proportion d'individus porteurs des gènes « à risque » et ayant développé la pathologie) augmente avec l'âge.

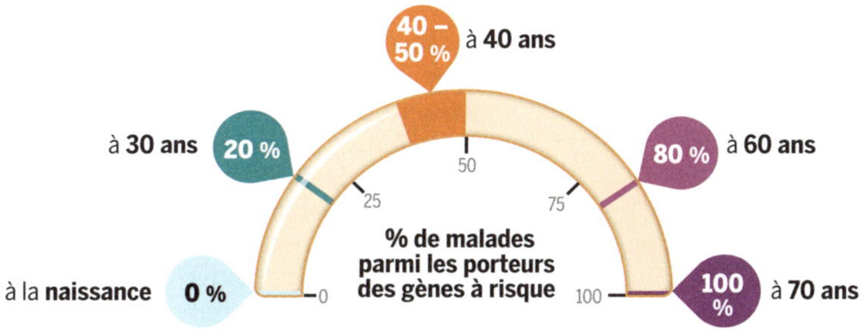

LE CAS DES CANCERS

Le cancer : une maladie génétique des cellules

Une cellule devient tumorale lorsqu'elle acquiert de nombreuses altérations génétiques (ou mutations) qui l'aident à se multiplier ou qui suppriment les processus physiologiques freinant cette multiplication. La majorité de ces mutations sont acquises lors des divisions cellulaires, puis transmises aux cellules filles. Leur survenue est favorisée soit par des agents extrinsèques mutagènes, chimiques ou physiques (agents cancérigènes), soit par des facteurs intrinsèques (instablilité génomique de l'ADN). Les personnes portant certaines altérations génétiques ont un risque accru de développer un ou plusieurs types de cancers. Ces facteurs intrinsèques sont à l'origine de prédispositions génétiques au cancer et donc de formes familiales de certains cancers. Les deux prédispositions génétiques les plus fréquentes concernent le cancer sein-ovaire et un cancer colorectal (syndrome de Lynch). •

Identifier les « facteurs modificateurs de risque »

Aujourd'hui, les mutations identifiées comme augmentant le risque de certains cancers n'expliquent qu'une petite part du risque tumoral d'une personne. Autrement dit, il existe d'autres facteurs de susceptibilité. Parmi eux, d'autres altérations génétiques qui augmentent très légèrement le risque et peuvent présenter des effets additifs ou multiplicatifs. Mais aussi des facteurs non génétiques, comme l'exposition à des substances cancérigènes. Ces facteurs, qualifiés de modificateurs, peuvent augmenter le risque de voir se développer une tumeur, freiner ou accélérer son évolution ou encore influencer l'impact des traitements. •

UNE HISTOIRE

Angelina Jolie devient la mascotte de la médecine prédictive

Après avoir perdu sa mère à cause d'un cancer du sein, l'actrice américaine Angelina Jolie a réalisé un test génétique : elle était porteuse de la mutation « à risque » BRCA1. Sa réaction fut radicale : elle s'est fait enlever chirurgicalement les deux seins (double mammectomie), puis ses ovaires. « Mes chances de développer un cancer du sein sont maintenant tombées à moins de 5 %. Je peux dire à mes enfants qu'ils n'ont plus à avoir peur de me perdre à cause d'un cancer du sein », a-t-elle expliqué pour le *New York Times* (mai 2013). Suite à cette publicité pour la médecine prédictive, le nombre de rendez-vous pour des dépistages génétiques de prédisposition au cancer du sein a doublé en France comme en Grande-Bretagne. Toutefois, ces opérations préventives sont lourdes, coûteuses et peuvent engendrer des conséquences psychologiques importantes. Le choix des femmes à risque doit donc être mûrement pesé...

EN BREF

5 à 10 %
des personnes atteintes de cancer auraient une altération de **gènes de prédisposition**.

70 gènes
de prédispositions aux cancers identifiés, dont **30** font l'objet de tests génétiques.

Inca

Quels moyens de prévention ?

Dans la majorité des cas, la prise en charge s'effectue uniquement à travers une surveillance précoce et régulière. Cette surveillance se traduit bien souvent par des scanners plus fréquents pour détecter le plus précocement possible les tumeurs, au moment où elles sont encore opérables. Problème : dans certains cas, les prédispositions génétiques aux cancers sont associées à un défaut de réparation de l'ADN, ce qui peut se traduire par une plus grande sensibilité aux effets mutagènes des rayons X... D'où certaines recommandations récentes qui visent à limiter, même s'il y a de fortes prédispositions, le recours aux rayons X entre 30 et 40 ans. Enfin, dans de rares cas, la chirurgie préventive est recommandée (colectomie, ovariectomie, mammectomie). •

L'EXEMPLE DE LA PRÉDISPOSITION AU CANCER DU SEIN

Des mutations dans les gènes *BRCA1* ou *BRCA2* sont associées à un fort sur-risque de développer un cancer du sein et des ovaires jeune. Les données présentées ici concernent le cancer du sein.

Comment détecter les familles « à risque » ?

Cancer du sein avant l'âge de 30 ans → Test génétique

80 % des cas : **aucune mutation détectée**

20 % des cas : **mutation sur BRCA1 ou BRCA2**

2 386 porteuses de la mutation BRCA1 identifiées (France, 2012)

Tests des proches parents

- **50 %** des cas pas de mutation BRAC1/2
- **50 %** des cas : La mutation a été héritée de la famille → **Suivi régulier**

Quels risques ?

Population générale

Risque du cancer du sein avant 70 ans : **10 %**

90 % des cancers du sein surviennent sans mutation de BRCA1 / BRCA2

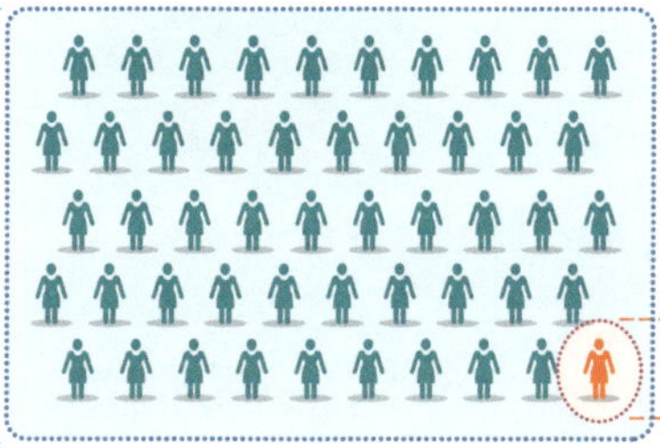

1 femme sur 500 porte une mutation sur BRCA1 ou BRCA2

Risque de cancer du sein avant 70 ans

- **51–75 %** (BRCA1)
- **33–54 %** (BRCA2)

Impact des différentes options de prévention chez les porteuses de BRAC1

Cas d'une mutation sur BRCA1 détectée à 25–30ans

	Mammographies	Mammographies Mammectomie à 40 ans	Femmes non porteuses de la mutation
Risque de décès d'un cancer du sein avant 70 ans	17 %	7 %	1 %
% de femmes n'ayant jamais eu de cancer du sein ou de l'ovaire avant 70 ans	15 %	39 %	79 %

En France, 10 % des femmes optent pour la mammectomie

www.brcatool.stanford.edu/brca.html; Allison Kurian, Stanford; Inca

LE CAS DES MALADIES MULTIFACTORIELLES

Un modèle incomplet...

Le problème avec les maladies multifactorielles, c'est que leur origine est encore très mal comprise. La plupart des modèles prédictifs se fondent sur l'hypothèse selon laquelle la susceptibilité à ces maladies est sous la dépendance de nombreuses variations génétiques fréquentes, avec des effets faibles, indépendants et cumulatifs. Ils supposent ainsi qu'il n'existe pas d'interaction entre les facteurs de risque, qu'ils soient génétiques ou environnementaux. Pourtant, un certain nombre d'observations contredisent ce postulat. D'une part, on sait désormais qu'il existe une multitude de variations rares qui jouent, elles aussi, un rôle important dans le déclenchement de ces maladies. D'autre part, les effets de ces différentes variations font davantage que s'additionner les unes aux autres. Elles interagissent entre elles, mais aussi avec les facteurs environnementaux. Pour les maladies multifactorielles, il est donc particulièrement difficile de calculer un facteur de risque associé à une combinaison de variations génétiques.

QUELQUES FACTEURS DE RISQUE POUR L'INFARCTUS DU MYOCARDE

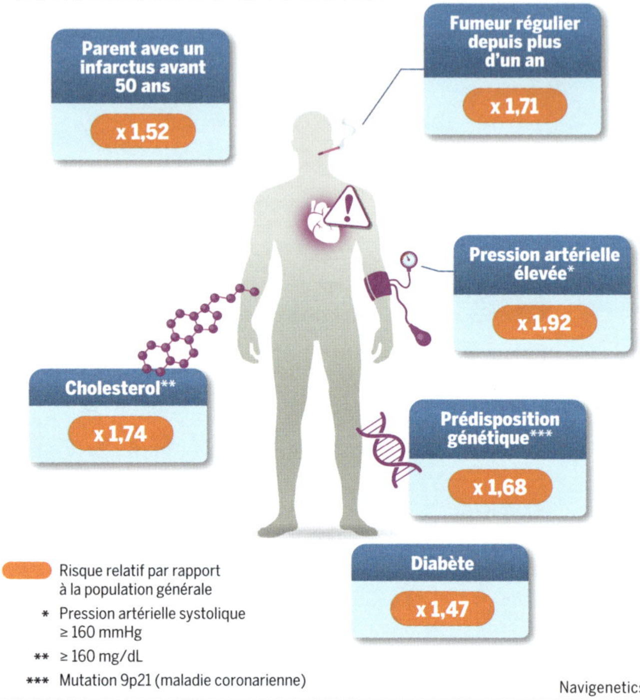

Navigenetics

... mais un engouement sans précédent pour les tests génétiques

Actuellement, la plupart des tests disponibles sur Internet portent sur des maladies multifactorielles, comme les maladies cardiovasculaires, l'obésité, le diabète ou la maladie d'Alzheimer. Ces tests reposent sur la détection de plusieurs variations génétiques qui ont été identifiées comme augmentant le risque de développer ces maladies. Mais les sur-risques sont généralement compris entre 1,2 et 1,8... Autrement dit, les porteurs de ces variations voient leur risque augmenter de 1,2 à 1,8 par rapport à la population non porteuse. Par exemple, au lieu d'avoir une chance sur 200 d'être victime d'un infarctus à 65 ans, on passera à une chance sur 120. Ce qui reste très faible, donc sans réelle valeur prédictive d'un point de vue clinique. En outre, la plupart des facteurs de risque dits traditionnels, comme l'hypertension, le tabagisme ou le cholestérol, jouent un rôle plus important que ces prédispositions génétiques.

EN BREF

49 marqueurs génétiques impliqués dans le **diabète de type 2** ont été détectés. Ils augmentent le risque de **1,1 à 1,3**.

Plos medicine, 2014

Une personne porteuse de **tous les facteurs de risques génétiques** associés au diabète de type 2 court moins de risque d'être atteinte si elle est **mince** et **sans antécédents familiaux** qu'une personne sans aucun de ces facteurs génétiques, mais obèse avec des antécédents familiaux.

LE CAS DE LA MALADIE CŒLIAQUE

La maladie cœliaque est causée par des anomalies de la muqueuse intestinale. Elle ne se développe que si l'alimentation comporte du gluten. Une condition nécessaire qui n'est toutefois pas suffisante. Parmi les éléments déclenchant identifiés, des facteurs environnementaux et des prédispositions génétiques. Une association de variations génétiques sur deux gènes (HLA-DQ8 et HLA-DQ2), présente chez 90 % des malades, joue un rôle fonctionnel dans le déclenchement de la maladie. Selon que l'on considère un seul gène ou les deux, le risque relatif des porteurs par rapport aux non-porteurs passe de 7 à 25. La preuve que des interactions complexes entre les gènes existent et que leur effet ne se résume pas à une simple addition.

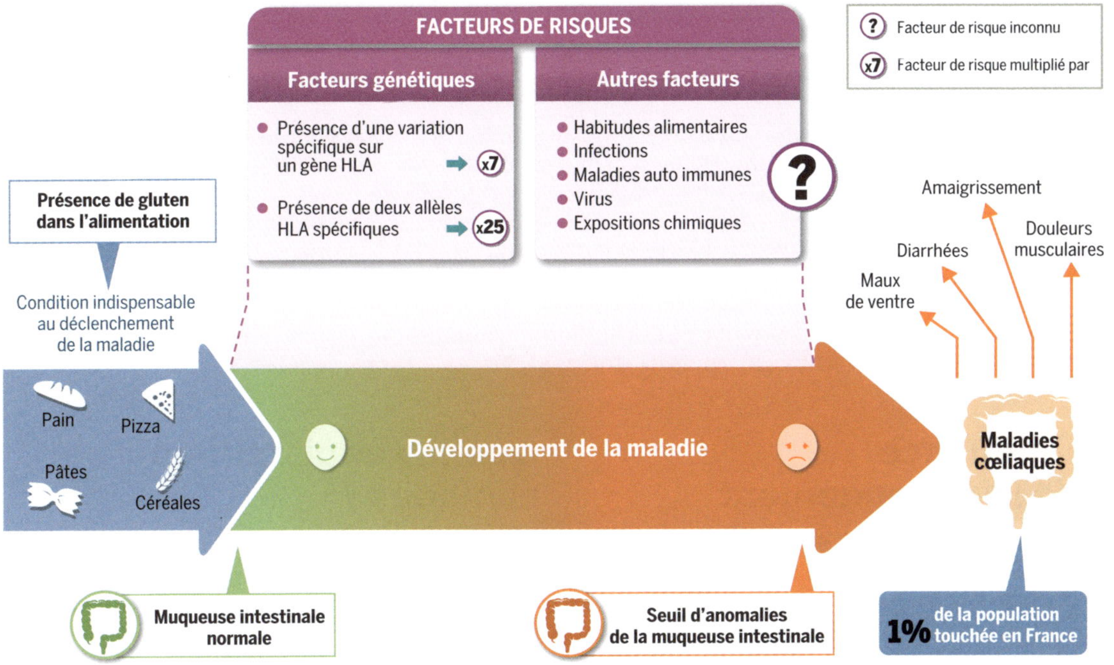

F. Clerget-Darpoux

Prendre en compte les facteurs environnementaux ?

De plus en plus, les chercheurs tentent d'intégrer dans leurs modèles prédictifs les facteurs environnementaux et comportementaux. Ainsi, plusieurs études sont en cours, où chaque participant fait séquencer son ADN, mais porte aussi sur lui divers capteurs pour mesurer son environnement chimique ou son temps de sommeil, réalise des prises de sang, analyse ses selles régulièrement et répond à des questionnaires permettant de mieux connaître son mode de vie. Ces études pourraient permettre de mettre en lumière les facteurs prédictifs les plus pertinents pour ces maladies. Pour l'heure, seuls des équipes impliquées dans des programmes de recherche à grande échelle ont accès aux outils permettant de traiter les impressionnantes masses de données qui sont ainsi produites. •

LOCALISATION DES MARQUEURS « À RISQUE » OU « PROTECTEUR » POUR DIFFÉRENTES MALADIES ET TRAITS DE PERSONNALITÉ.

Ces marqueurs ont été identifiés grâce aux études d'association pangénomiques (voir p. 13). Plusieurs centaines d'entre eux sont d'ores et déjà associées à une quarantaine de maladies multifactorielles.

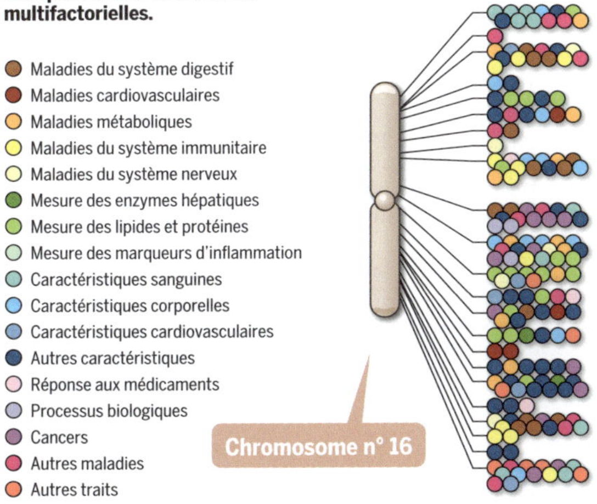

www.genome.gov/multimedia/illustrations/GWAS_2013-12.pdf

QUAND LA PRÉDICTION S'ÉTEND AUX MALADIES PSYCHIATRIQUES

De nombreux marqueurs génétiques de vulnérabilité

Les premières études portant sur les déterminants génétiques des maladies psychiatriques datent des années 1980. Elles ont donné des résultats très minces, souvent contradictoires. Et les théories dominantes attribuaient ces affections à des troubles relationnels, notamment de l'interaction mère-enfant. Mais depuis le milieu des années 2000, les grandes études d'associations pangénomiques (voir p. 13), où des milliers d'individus malades et sains sont comparés, ont fait progresser ce champ de recherche : elles ont permis d'identifier de nombreuses variations génétiques, principalement pour la schizophrénie, les troubles autistiques et la maladie bipolaire (jadis qualifiée de « psychose maniaco-dépressive »). Ces variations génétiques, dont l'implication a été confirmée par différentes études, déterminent un terrain de vulnérabilité qui, en fonction de l'environnement, évoluera – ou non – vers la maladie. •

L'influence de l'environnement

Les études portant sur les fratries ou les jumeaux montrent que le risque de développer une maladie psychiatrique est beaucoup plus élevé lorsqu'un « apparenté du premier degré » – père, mère, frère, sœur – est atteint. Toutefois, une partie de l'augmentation du risque chez ces apparentés s'explique par des facteurs de l'environnement partagés par les membres d'une même famille, au nombre desquels : des antécédents de traumatisme, des troubles affectifs, des abus sexuels, mais aussi certains agents infectieux (grippe, rétrovirus, toxoplasmose, herpès) en période prénatale ou encore des complications obstétricales lors de l'accouchement. •

Quelles applications cliniques ?

Des dizaines, voire des centaines de variations génétiques sont impliquées dans la vulnérabilité aux maladies psychiatriques, ce qui limite inévitablement l'utilité clinique de ces découvertes, particulièrement en matière de prédiction. Toutefois, cela n'a pas empêché des entreprises de proposer un test prédictif du risque d'autisme en cas de suspicion ou de retard de développement chez le tout-petit. Un test critiqué par de nombreux spécialistes, notamment à cause de sa spécificité insuffisante (voir ci-contre). En réalité, c'est surtout pour la recherche fondamentale que ces études génétiques sont intéressantes : elles permettent de formuler des hypothèses sur l'origine de ces affections (voir pp. 52-53). •

LES MALADIES PSYCHIATRIQUES : UN CONTINUUM ?

Les études montrent que bon nombre de maladies psychiatriques partagent des variations génétiques « à risque », mais aussi des symptômes, suggérant un continuum entre toutes ces affections. Ainsi, les personnes atteintes de schizophrénie souffrent de nombreux autres troubles dont celui des addictions : 65 % des schizophrènes fument en moyenne 25 cigarettes par jour.

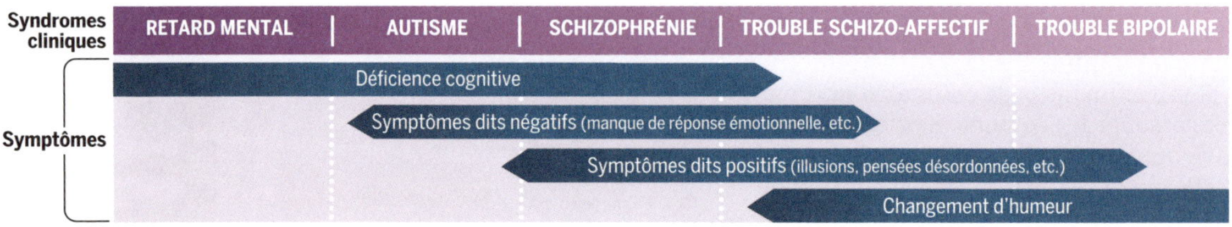

Nature, 25 avril 2013

UNE HISTOIRE

Une évaluation du risque d'autisme critiquée

Une entreprise française (IntegraGen) a développé un « test prédictif du risque d'autisme », pour les enfants de 4 ans et moins. Il est commercialisé aux États-Unis (mais pas en France) à plus de 2 900 dollars pièce. Le niveau de risque est calculée à partir de l'analyse d'environ 1700 points dans l'ADN. Si ce score génétique est bien lié avec le diagnostic d'autisme, la corrélation est loin d'être parfaite : seuls 71 % des personnes effectivement diagnostiquées autistes sont classés comme « à risque » par ce test, mais surtout, 21 % de personnes non atteintes sont considérés par ce test comme « à risque ».

ANALYSE DE L'EFFICACITÉ DU TEST PRÉDICTIF DU RISQUE D'AUTISME

Après avoir testé 800 personnes diagnostiquées autistes et environ 3 000 personnes non touchées par la maladie, l'entreprise IntegraGen a démontré une bonne corrélation entre les résultats de son test et la réalité clinique. Toutefois, 3 % des personnes non atteintes ont été classées « significativement à risque » et 2 % des personnes diagnostiquées autistes ont été classées comme présentant un risque significativement réduit…

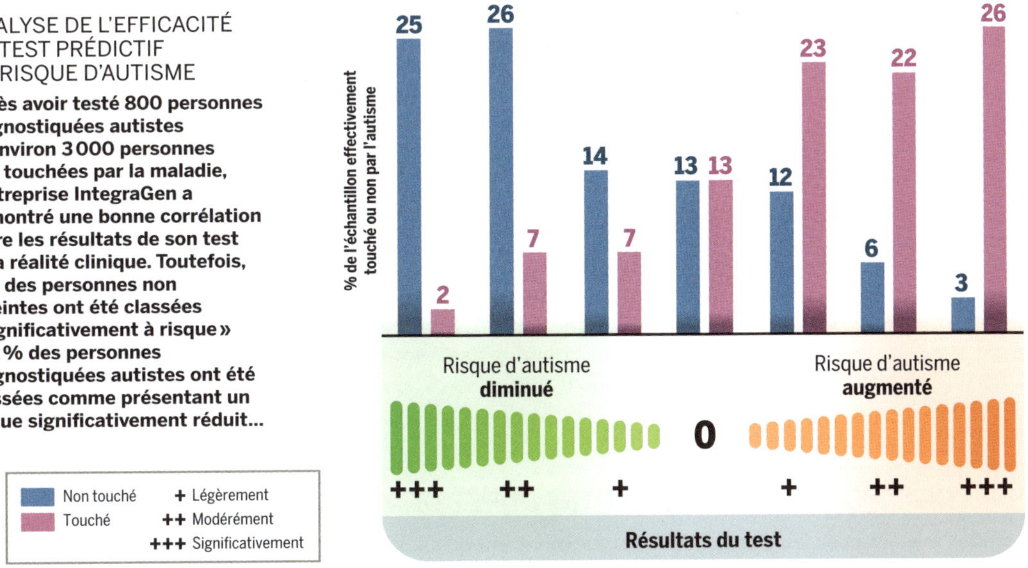

IntegraGen

TÉMOIGNAGE

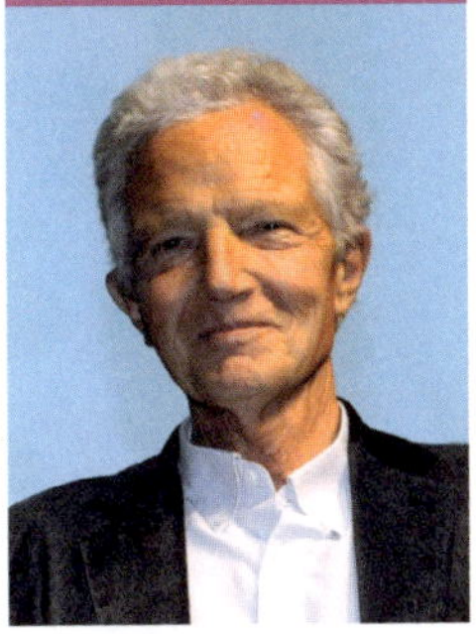

BERTRAND JORDAN

Biologiste, fondateur de Marseille-Nice Génopole[1]

Des tests à l'utilité discutable

« **Ces tests ont une spécificité très insuffisante** et vont donc souvent donner un résultat positif ("risque élevé d'autisme") pour des enfants normaux. Cela peut avoir des conséquences néfastes pour les nombreux enfants "diagnostiqués" à tort comme à risque élevé et dès lors considérés comme à haut risque d'autisme. En résumé, ces tests ont une utilité très discutable et un pouvoir de nuisance certain et, à mon avis, ne devraient pas être commercialisés. Ils le sont aux États-Unis parce qu'il y a une forte demande des parents qui espèrent (à tort) en tirer une information précise, et que la législation est assez permissive. »

1. Auteur de *Autisme, le gène introuvable. De la science au business*, Seuil, 2012

EN BREF

1 Français sur 5

est atteint de maladie psychiatrique.

Fondation Fonda Mental

81 %
c'est **l'héritabilité** estimée de la **schizophrénie**, l'affection psychiatrique considérée comme la plus héritable.
Suite à une étude portant sur plus de 37 000 personnes atteintes et 11 000 cas témoins, pas moins de **108 variations génétiques** fréquentes se révèlent liées à la **schizophrénie**.

Médecine/Sciences, 2014

50 %
c'est l'**héritabilité** estimée des troubles **autistiques**.

JAMA, 2014

~50 %
des personnes atteintes de **troubles bipolaires** ont vécu des **expériences traumatiques** sévères dans leur enfance.

PRÉDIRE LA FIN DE VIE ?

Les multiples tentatives de prédire la fin de vie

La mort est peut-être ce que les hommes ont, de tout temps, le plus cherché à prédire. Ce n'est donc pas étonnant que certains scientifiques se servent des outils modernes pour tenter d'apporter de nouvelles réponses face à cette grande inconnue. Outre les données statistiques d'espérance de vie en fonction des pays et, parfois, d'autres caractéristiques telles que le niveau socioprofessionnel ou les habitudes alimentaires et sportives, des chercheurs inspectent les biomarqueurs de notre organisme susceptibles «d'annoncer notre mort», hors accident bien sûr. Ainsi, en analysant 106 biomarqueurs dans le sang de près de 10000 Estoniens, des chercheurs ont identifié 4 marqueurs prédictifs d'une mort durant les cinq années qui suivent, quelle que soit la maladie en cause. Les personnes présentant les concentrations les plus élevées pour ces 4 biomarqueurs possèdent 19 fois plus de risque de mourir dans les cinq années par rapport à ceux dont les concentrations sont les plus faibles. Un résultat retrouvé sur une autre cohorte de 7500 personnes en Finlande. Des résultats surprenants, qui laissent perplexe la communauté scientifique. Et qui pose une question éthique de taille : doit-on avertir un patient qu'il risque de mourir à très court terme ?

D'autres recherches s'orientent sur la longueur des télomères (lire ci-dessous). •

LES TÉLOMÈRES PRÉDISENT-ILS NOTRE DURÉE DE VIE ?

Des études menées chez les oiseaux et les souris montrent que la longueur des télomères, les capsules protectrices des chromosomes, est un indicateur prédictif de la durée de vie. Chez l'homme, plusieurs études confirment également ces résultats. Pour 500 euros, une compagnie espagnole propose de mesurer la longueur médiane des télomères des 23 paires de chromosomes et d'estimer ainsi l'âge biologique et le degré de vieillissement des clients.

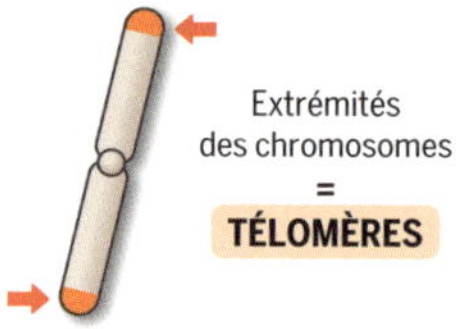

PLUS ON EST VIEUX, PLUS LES TÉLOMÈRES SONT COURTS

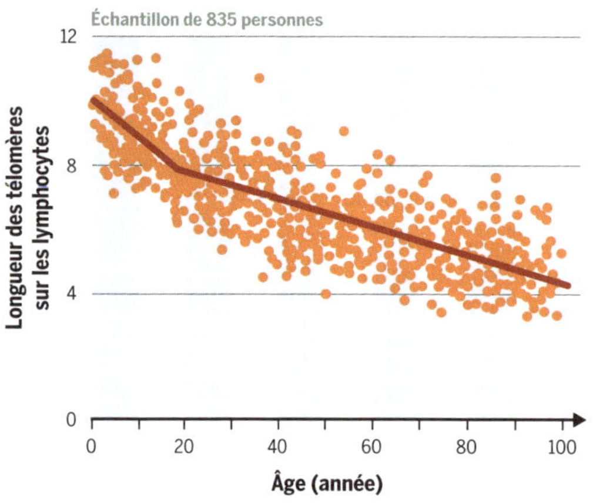

PLUS LES TÉLOMÈRES SONT COURTS, PLUS LE RISQUE DE CANCER EST ÉLEVÉ

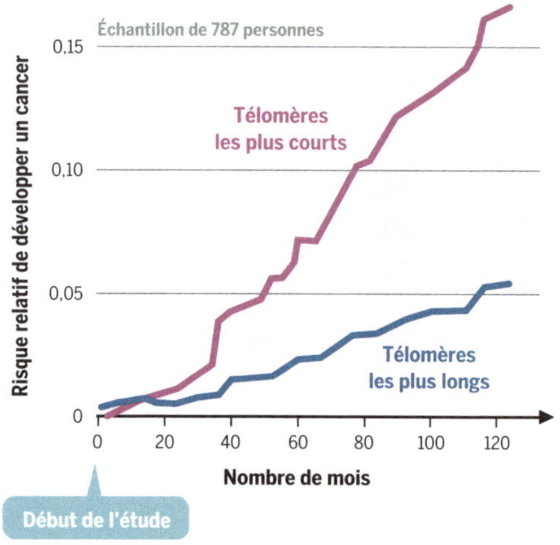

Plos genetics, 2012 ; *JAMA*, 2010

Prédire Alzheimer ?

De nombreuses recherches visent à prédire la maladie d'Alzheimer. Plusieurs pistes sont explorées, à commencer par celle des marqueurs génétiques. Ainsi, les individus porteurs de la version dite ε4 du gène APOE en deux exemplaires ont 12 fois plus de risque de développer Alzheimer que ceux qui ne possèdent pas cette variation génétique. Toutefois, ce marqueur serait impliqué dans moins de 20 % des cas de maladie d'Alzheimer... Les techniques d'imagerie sont également utilisées. On sait par exemple que des plaques amyloïdes peuvent se déposer dans le cerveau parfois dix ans avant les premiers symptômes. Mais elles ne sont pas spécifiques de la maladie d'Alzheimer : on les retrouve dans d'autres maladies neurodégénératives. Enfin, les dernières publications concernent des marqueurs biologiques. Ainsi, un cocktail de dix biomarqueurs sanguins pourrait prédire quels individus sont les plus à risque de développer Alzheimer dans les 12 ou 24 prochains mois, avec une précision de près de 90 %. Toutefois, à supposer qu'un test prédictif satisfaisant soit mis au point, une question se pose : faut-il annoncer la maladie alors que, pour l'heure, aucune thérapie efficace n'est disponible ? •

TÉMOIGNAGE

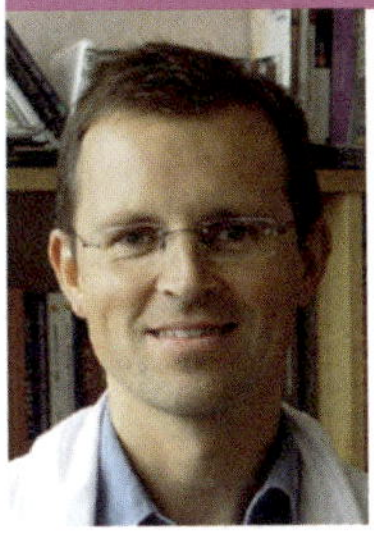

PIERRE KROLAK-SALMON
Neuro-gériatre, directeur du Centre de recherche clinique « vieillissement-cerveau-fragilité »

De l'utilité d'une prédiction...

« **La prédiction du risque de la maladie d'Alzheimer** est extrêmement complexe. Pour l'heure, les meilleurs facteurs à injecter dans les modèles de prédictions sont le statut génétique, mais aussi les marqueurs de lésions neuronales, certains marqueurs sanguins ou encore la réserve cognitive, aussi appelée "capital cérébral". Toutefois, les tests prédictifs n'auront de sens à l'avenir que lorsqu'il existera des traitements préventifs et curatifs. Ce qui n'est pas encore le cas. »

EN BREF

1 % de la population d'âge adulte est concerné par les **maladies héréditaires à révélation tardive**.

Médecine/Sciences, 2005

860 000 **personnes** atteintes **d'Alzheimer en France**, plus de **35 millions** dans le **monde**.

90 % **des Français** seraient prêts à se faire diagnostiquer la **maladie d'Alzheimer**.

80 % une fois rappelé qu'il n'existe pas de traitement permettant de guérir.

TNS Sofres, septembre 2013

UNE HISTOIRE

L'application qui prédit le jour de votre mort

En utilisant les données des applications formes et santé disponibles sur Iphone (poids, calories ingérées, quantité d'exercice physique, sommeil...), mais aussi votre date de naissance, votre sexe, et votre lieu de résidence, une nouvelle application, appelée Deadline, prétend calculer... la date de votre mort. Plusieurs conseils vous sont alors donnés pour reculer la fatale échéance : faire plus de sport, moins boire, arrêter de fumer, manger plus équilibré. Et plus vous suivez ces conseils, plus le compte à rebours se prolonge ! Les algorithmes utilisés n'ont pas été rendus publics... et n'ont très probablement aucun fondement scientifique.

PRÉDIRE UNE FRACTURE DE L'OS

La perte osseuse (ou ostéoporose) est progressive après la ménopause chez les femmes. Grâce à la microtomographie X (une série de radiographies prises sous des angles différents), il est possible de reconstruire des images osseuses en 3D et de mesurer le pourcentage d'os dans un volume. Ce qui permet *in fine* de prédire un risque de fracture : avec seulement 6 % d'os, la vertèbre en bas à droite présente un risque de fracture significativement accru. Dans ce cas, des traitements médicamenteux peuvent être proposés pour freiner la perte osseuse.

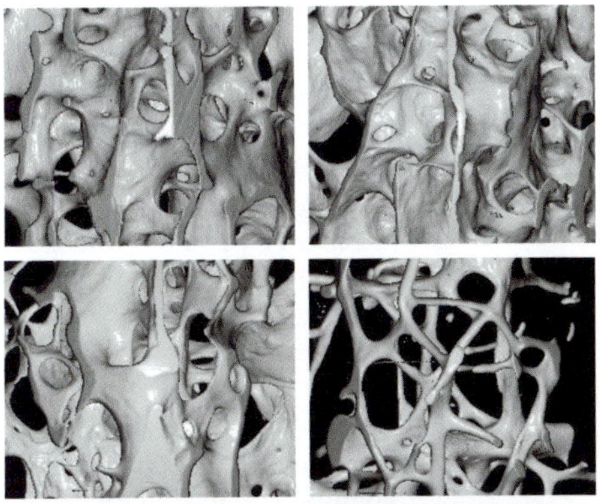

Françoise Peyrin

En France, 70 % des femmes de 80 ans sont atteintes d'ostéoporose. 60 000 fractures des vertèbres et 50 000 fractures du col du fémur sont liées à l'ostéoporose chaque année.

DOMINIQUE STOPPA-LYONNET
Médecin spécialiste en génétique médicale, Institut Curie / Université Paris-Descartes

Les enjeux de la médecine de précision en cancérologie

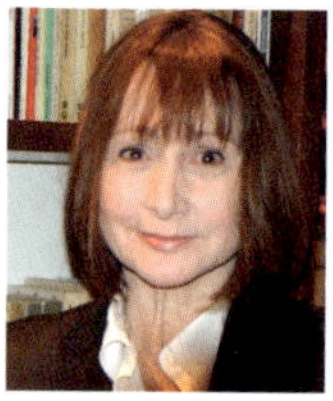

La médecine de précision repose sur l'identification de sous-groupes de personnes dont l'histoire de la maladie ou la réponse à un traitement sont semblables. Ces sous-groupes sont établis le plus souvent sur des caractéristiques génétiques communes. La médecine de précision concerne aussi la médecine prédictive. Il s'agit alors d'estimer chez une personne, en général indemne, le risque de survenue de telle ou telle maladie. La légitimité de la médecine prédictive repose sur le fait que savoir permet de mettre en œuvre des mesures de prévention et/ou de traitement, qui diminuent l'impact de la maladie attendue. La cancérologie est aujourd'hui le premier domaine d'application de la médecine de précision, tant sur le volet des traitements que sur celui de la prédiction des risques tumoraux.

« Le résultat d'un test de prédisposition a une portée au-delà de l'individu puisqu'il concerne aussi ses apparentés. »

La tumeur est le siège d'altérations génétiques acquises au cours de la vie, dont certaines confèrent à la cellule son caractère malin. Ces altérations peuvent constituer de véritables cibles thérapeutiques. Ici, ce n'est pas le génome natif de la personne qui est étudié mais celui de sa tumeur. Citons, à titre d'exemple, les anti-œstrogènes ciblant les récepteurs aux œstrogènes du cancer du sein ou encore l'Imatinib, inhibiteur de tyrosine kinase, qui a bouleversé le traitement de la leucémie myéloïde chronique il y a une vingtaine d'années. Grâce au séquençage très haut débit et au développement de nouveaux traitements adaptés et ciblés, on est passé du concept de test compagnon fondé sur la recherche d'une seule cible thérapeutique à celui de portrait moléculaire d'une tumeur. Un grand nombre de cibles sont alors recherchées, voire le génome tumoral entier est analysé. L'identification de ces altérations génétiques et des voies cellulaires auxquelles les gènes altérés participent conduit à définir une nouvelle classification des cancers.

Cinq à 10 % des cancers fréquents (sein, côlon, ovaire, endomètre, etc.) sont liés à un facteur génétique transmis de l'un des deux parents à un enfant et associé à une augmentation du risque élevé. C'est se sachant porteuse d'une altération du gène BRCA1 qu'Angelina Jolie a choisi de subir une chirurgie mammaire préventive. Les possibilités de prévention ou de diagnostic précoce ne sont cependant pas vérifiées pour toutes les situations de prédisposition. L'information des personnes en amont du test, leur accompagnement pluridisciplinaire pendant et au décours du test et l'organisation de leur prise en charge en cas de prédisposition sont au cœur de la démarche en oncogénétique. Enfin, le résultat d'un test de prédisposition a une portée au-delà de l'individu puisqu'il concerne aussi ses apparentés.

Les deux préoccupations éthiques principales liées à l'exercice de cette médecine « des risques » sont le risque de discrimination et le risque de se tromper dans la prédiction des cancers. La caractérisation de variants génétiques de signification biologique encore inconnus et l'identification de facteurs modificateurs des risques permettront d'aller vers une estimation individuelle des risques plus précise et par là conduiront à la recommandation de mesures individuelles adaptées.

L'organisation au niveau national des tests, le maintien d'un accompagnement de qualité d'un nombre de personnes toujours plus grand pour une information toujours plus complexe sont également des défis à relever. •

BERTRAND JORDAN
Biologiste, fondateur de Marseille-Nice Génopole

Affections psychiatriques et tests génétiques

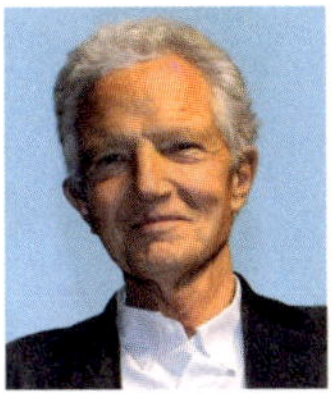

Le rôle des facteurs génétiques dans les affections psychiatriques est aujourd'hui indéniable ; l'héritabilité d'affections comme la schizophrénie, la maladie bipolaire ou l'autisme varie, selon les études, de 50 à 80 %. Cela indique donc qu'il existe des gènes dont certains variants causent ou du moins favorisent fortement l'apparition de la maladie en question. Il était donc logique que dans les années 1990, après les premiers succès de la génétique médicale (identification des gènes impliqués dans des maladies monogéniques, comme la mucoviscidose ou la myopathie de Duchenne, causées par un défaut dans un gène particulier, toujours le même), de nombreuses équipes cherchent à identifier le ou les « gène(s) de la schizophrénie », de la maladie bipolaire ou de l'autisme. Ces tentatives échouèrent en raison du caractère très multigénique des affections en cause : de nombreux gènes, plusieurs centaines probablement, sont impliqués et c'est la réunion chez une même personne de toute une constellation de variants défavorables qui la rend vulnérable à l'une de ces affections. Chaque variant individuel a une influence très faible, donc impossible à mettre en évidence avec les techniques disponibles dans les années 1990. C'est seulement dans la deuxième moitié de la décennie 2000, après le séquençage du génome humain et la mise au point des « puces à ADN », qu'il devint possible d'effectuer des « balayages du génome » capables de détecter de manière fiable et reproductible des influences génétiques relativement faibles. Ces techniques ont permis de définir la base génétique d'affections organiques complexes comme la dégénérescence maculaire liée à l'âge (quelques dizaines de gènes) ou la maladie de Crohn (une centaine de gènes). Pour les affections psychiatriques, la situation semble plus compliquée et implique un grand nombre de gènes, avec un certain recouvrement entre schizophrénie et maladie bipolaire ; les incertitudes sur le diagnostic (qui ne repose pas sur la mesure objective de paramètres biologiques) compliquent encore la situation. Dans ces conditions, la justification essentielle des recherches qui se poursuivent réside dans l'espoir d'une compréhension du mécanisme de l'affection pouvant (à terme) déboucher sur des thérapies plus efficaces.

> « Il existe des gènes dont certains variants causent ou du moins favorisent fortement l'apparition de la maladie en question. »

Compte tenu de la complexité sous-jacente, la notion de test génétique pour ces affections est très problématique. En pratique, elle se pose surtout pour l'autisme, dans la mesure où un diagnostic précoce permettrait la mise en place rapide d'un traitement (thérapies d'inspiration comportementale), dont l'efficacité est d'autant plus grande qu'il est entamé plus tôt. De fait, plusieurs entreprises proposent des tests censés évaluer le risque d'autisme, mais leurs performances sont très médiocres : bien qu'ils examinent, pour certains d'entre eux, plusieurs centaines de gènes, ils ne sont ni assez sensibles ni suffisamment spécifiques pour être probants. Ce ne sont en aucun cas des tests de diagnostic, ils apportent au mieux une aide marginale à un diagnostic qui reste fondé sur l'examen clinique. C'est d'ailleurs ce qu'indiquent (en petits caractères) leurs vendeurs – et compte tenu des montants en cause (plusieurs milliers d'euros par test) on peut vraiment s'interroger sur leur intérêt…

MÉDECINE, TOUT PRÉDIRE ?

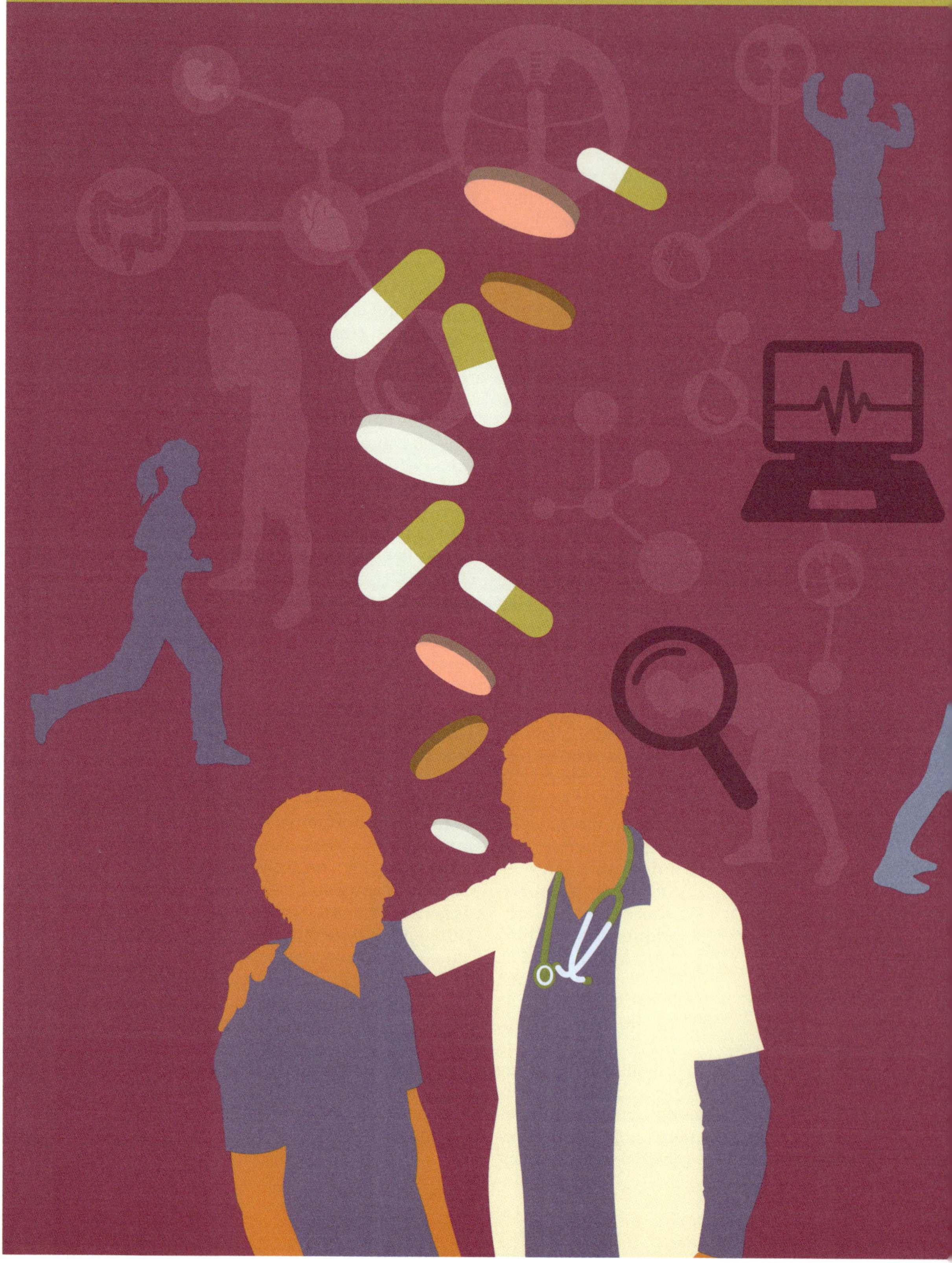

III. LES BÉNÉFICES ATTENDUS

Serons-nous bientôt guéris avant même d'avoir été malades? Telle est en tout cas la promesse de cette médecine prédictive. Toutefois, seules quelques maladies néonatales ont à ce point bénéficié d'une prévision prédictive. De même, quelques rares cancers voient leur risque supprimé grâce à cette prédiction. Pour le reste, les bénéfices en termes de prévention sont beaucoup plus limités: prévoir les maladies ne permet pas forcément de les prévenir, ni de retarder leur apparition. Mais cette approche offre d'autres bénéfices. Elle peut être utilisée pour prédire les résultats des traitements pharmacologiques et donc adapter les médicaments en fonction du profil du patient. En donnant accès à l'ensemble de ses données biologiques, la médecine prédictive permet aussi à chacun de prendre en charge sa santé. Enfin, cette nouvelle approche nécessite de nombreuses recherches, notamment des comparaisons génétiques d'un grand nombre d'individus, ce qui permet parfois de mieux comprendre les maladies. Ouvrant, en retour, de nouvelles pistes thérapeutiques.

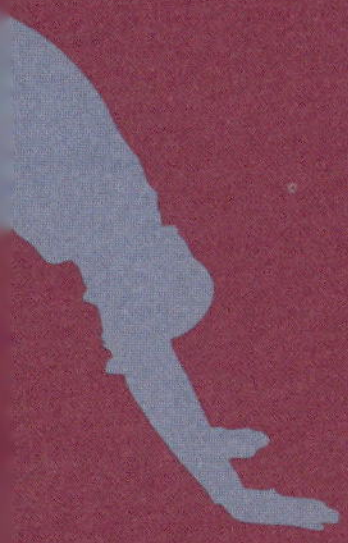

POINTS DE VUE D'EXPERTS

ADOPTER DES COMPORTEMENTS PRÉVENTIFS

La prévention, objectif n° 1

Le premier objectif de la médecine prédictive est de prévenir l'apparition des maladies: éviter, avant même les premiers symptômes, l'installation d'une affection. Connaissant la vulnérabilité d'une personne à une maladie, l'objectif est de prendre des mesures proactives en vue de diminuer la probabilité de sa survenue ou d'en réduire la sévérité. Parmi ces mesures: changer de mode de vie, ne pas s'exposer à certains facteurs du milieu ou encore prendre un traitement préventif. Toutefois, la plupart des messages de prévention portent aujourd'hui sur le mode de vie: manger sainement et équilibré, faire du sport, éviter de boire et fumer. Des messages de santé publique qui ne sont pas nouveaux et dont l'impact en termes de prévention a pu montrer ses limites. •

De vrais succès

S'il est un domaine où la médecine prédictive a atteint son but, c'est bien celui de la période présymptomatique des maladies néonatales. Grâce aux dépistages prénatals et néonatals, de véritables progrès ont été réalisés, certains permettant d'empêcher la survenue de ces maladies rares (comme dans le cas de la phénylcétonurie ou du favisme), d'autres d'en limiter les complications (mucoviscidose). Il s'agit toutefois plus ici d'un diagnostic précoce que d'une prédiction. D'autres succès de la médecine prédictive concernent les cancers. La colectomie préventive chez les personnes porteuses de mutations à risque réduit drastiquement le risque de cancer colorectal. Idem pour le cancer du sein ou des ovaires chez les femmes porteuses des mutations à risque BRCA 1 et 2: les mastectomies et ovariectomies réduisent quasi à néant le risque de développer ces cancers (voir pp. 36-37). •

DE L'UTILITÉ CLINIQUE DES TESTS PRÉDICTIFS

L'utilité des tests prédictifs dépend de leur valeur prédictive (élevée pour les maladies héréditaires et faible pour les maladies multifactorielles), mais aussi des capacités d'intervention médicale proposées en cas de test positif, qui sont extrêmement variables (de nulle à très grandes).

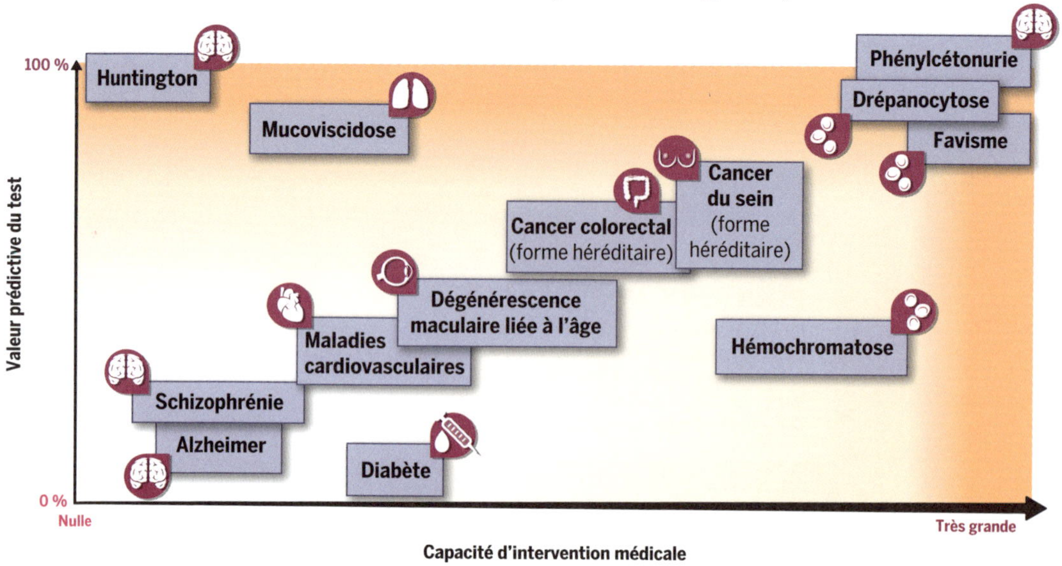

LES FRANÇAIS ET LA MÉDECINE PRÉDICTIVE : QUELQUES CHIFFRES

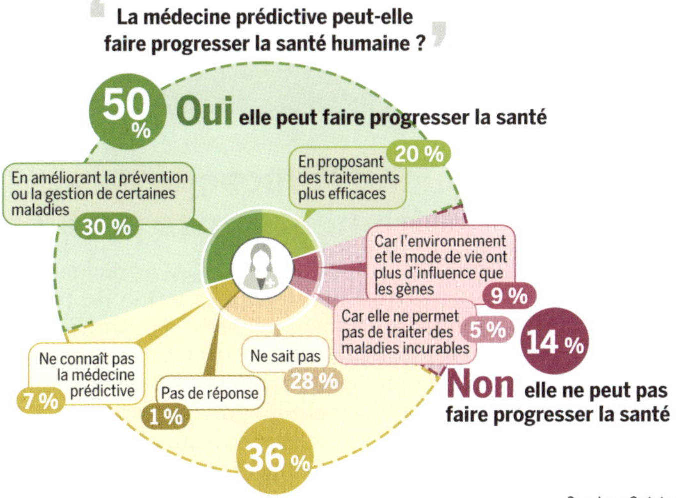

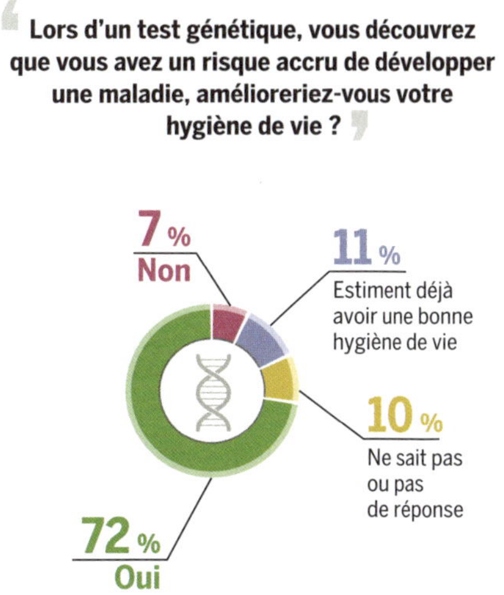

Sondage Opinionway, l'Observatoire santé, *Le Figaro*, Weber Shandwick, janvier 2014

Et quand la maladie est déclarée…

La médecine prédictive peut également jouer un rôle positif une fois la maladie déclarée, pour mieux gérer son évolution. En s'appuyant sur des données personnalisées, mais aussi sur des mesures réalisées en continu *via* un « télémonitoring » (sécrétion d'insuline, température corporelle, niveau d'activité, etc.), la prise en charge des patients peut être davantage individualisée, donc plus efficace. Ainsi, dans le cas des maladies chroniques (diabètes, maladies respiratoires, cardiopathies, etc.), cette approche permet de prédire le déclenchement d'une crise aiguë. Il est ainsi possible d'intervenir de façon appropriée au bon moment. Ces approches individualisées et prédictives commencent à faire leur apparition aux États-Unis. •

EN BREF

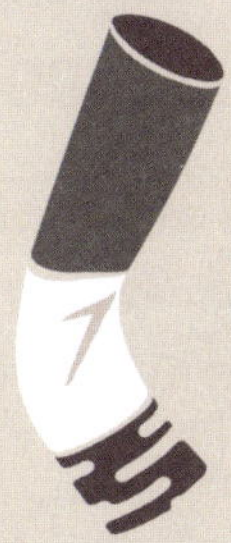

Sur **7 études** analysant l'impact d'un test génétique de susceptibilité au **cancer des poumons**, **4** montrent un **plus fort taux d'arrêt du tabac** parmi les groupes à risque sur des suivis de 6 mois.

PlosOne, 11 juillet 2012

16 % seulement des utilisateurs de **tests génétiques* en libre accès** ont modifié leur traitement pharmacologique ou leurs suppléments alimentaires au vu des résultats du test et **14 %** ont fait plus d'exercice physique.

* sur 1 000 utilisateurs

J. Genet. Counsel, 2012

UNE HISTOIRE — Une photographie moléculaire de l'homme sain

Une étude menée par le laboratoire GoogleX, appelée *Baseline*, vise à établir l'empreinte biochimique des personnes en bonne santé. Plusieurs milliers de volontaires fournissent des échantillons de sang, de salive, d'urine ou même de larmes, afin que des chercheurs dressent la liste de toutes les molécules qui y sont présentes : protéines, hormones, enzymes et autres biomarqueurs. L'objectif ? Avoir une photographie moléculaire de l'homme sain afin de repérer précocement toute « déviation » susceptible d'aboutir à une maladie.

« Les maladies chroniques (maladies vasculaires, métaboliques ou respiratoires) sont celles qui bénéficient le plus de la médecine prédictive car cela permet d'enclencher des actions préventives au niveau de l'alimentation et de l'activité physique. »

Christophe Pison, médecin au CHU de Grenoble, participe à une étude mondiale sur la médecine prédictive (« les pionniers de la santé et du bien-être »)

PRÉDIRE LES RÉSULTATS D'UN TRAITEMENT PHARMACOLOGIQUE

UN TAUX DE RÉPONSE MÉDIOCRE AUX TRAITEMENTS NON PERSONNALISÉS

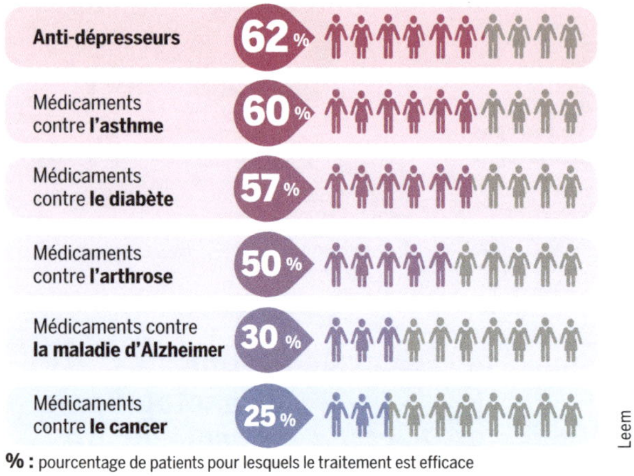

% : pourcentage de patients pour lesquels le traitement est efficace

Quand l'efficacité des traitements pose problème

Aujourd'hui, la plupart des médicaments sont dosés uniquement en fonction du poids des patients. Or, même chez des personnes de poids identique, l'assimilation d'un médicament varie d'un individu à l'autre : un traitement qui donne satisfaction chez un patient peut s'avérer inefficace, voire toxique, chez un autre. Par exemple, les oncologues estiment que 75 % des médicaments anti-cancer délivrés ne fonctionnent pas et sont toxiques pour une majorité des malades, car inadaptés. De même, à peine la moitié des personnes diabétiques répondent positivement aux traitements[1]. On sait aujourd'hui que ces réponses différenciées dépendent en grande partie du patrimoine génétique de chacun. C'est là que la médecine prédictive peut entrer en scène…

1. D'après les entreprises du médicament (Leem).

Un nouveau modèle de médicaments

Jusqu'à présent, les groupes pharmaceutiques recherchaient essentiellement des médicaments à large spectre, susceptible d'être prescrits à un grand nombre de patients : les blockbusters. Mais la médecine prédictive remet en cause ce modèle et de plus en plus de médicaments ciblés, visant un petit nombre d'individus, sont développés. Sur les nouveaux médicaments mis sur le marché en 2013 aux États-Unis, 70 % étaient destinés à moins de 1 % de la population. Ces changements bouleversent le modèle économique des industries pharmaceutiques, déjà fragilisées par l'expiration des brevets de la plupart de leurs grands médicaments. Nombre d'industriels hésitent encore à se lancer dans ces développements, moins lucratifs.

LA POPULATION CIBLE DE QUELQUES TRAITEMENTS PERSONNALISÉS DISPONIBLES EN FRANCE

CANCER	TRAITEMENT	POPULATION CIBLE (nombre de patients par an)
Sein (si surexpression du gène HER2)	Herceptin ou T-DM1	700 à 1700
Poumons (si mutations sur le gène EGFR)	TARCEVA	2300 à 3200
Cancer médullaire de la thyroïde (si mutations sur le gène RET)	CAPRELSA	70 à 130
Cancer colorectal métastatique (si mutations sur le gène KRAS)	ERBITUX	7400 à 12300

Commission de la transparence de la Haute autorité de santé, 2002-2013

« L'industrie pharmaceutique est réticente à s'adapter, car la médecine personnalisée réduit la taille du marché et les bénéfices liés à ses médicaments vedettes. »

Pr Hervé Chneiweiss, président du comité d'éthique de l'INSERM, directeur du laboratoire de neuroscience de l'institut de biologie Paris-Seine, rapport de l'OPECST, janvier 2014

Vers des traitements adaptés à chaque patient ?

L'une des applications les plus prometteuses de la médecine prédictive concerne la pharmacogénomique. Objectif : prédire le résultat d'un traitement pharmacologique en fonction du patrimoine génétique du patient. Il s'agit d'évaluer, grâce à des tests dits compagnons (voir ci-contre), les variations individuelles de la réponse face à un médicament. Ces tests peuvent rechercher la présence de mutations dans des gènes codant des récepteurs qui, lorsqu'ils sont déficients, entraînent une absence de fixation des molécules thérapeutiques. Ils peuvent aussi porter sur les séquences génétiques de certaines enzymes, notamment les cytochromes P450, qui métabolisent les médicaments et modifient ainsi leur efficacité. Les sous-groupes ainsi identifiés comme non-répondeurs, ou répondeurs toxiques, seront traités avec d'autres molécules. La pharmacogénomique est déjà une réalité en cancérologie, où les tumeurs font l'objet d'un séquençage génétique afin d'identifier les anomalies génétiques susceptibles de faire l'objet d'un traitement ciblé.

LA STRATIFICATION DES TRAITEMENTS GRÂCE AUX TESTS COMPAGNONS

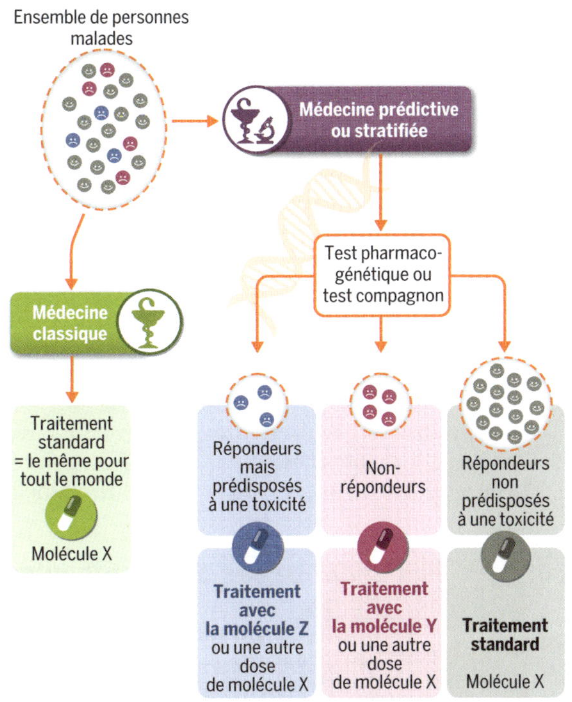

EN BREF

Les traitements habituels sont **inefficaces** sur

38 à 75 %

des patients.

Personalized Medicine Coalition

Moins de **5 %**

des patients atteints de **cancer** aujourd'hui en France ont accès à un **traitement personnalisé**.

Rapport OPECST, janvier 2014

32

médicaments autorisés par l'agence européenne du médicament contiennent sur leur étiquette l'obligation d'être utilisés **après un test génétique**.

Médecine/Sciences, 2014

UNE HISTOIRE

Le cas du médicament Abacavir

L'Abacavir, qui a reçu son autorisation de mise sur le marché en 1998, est un médicament utilisé pour le traitement de l'infection au VIH. Efficace chez nombre de patients, il entraîne chez d'autres des intolérances qui peuvent être mortelles. Les chercheurs ont découvert que ces réactions concernent 48 à 61 % des patients porteurs d'un allèle HLA particulier (voir pp. 8-9), contre seulement 0 % à 4 % des patients non porteurs. Or cet allèle HLA particulier est fréquent dans le nord de l'Europe et quasiment inexistant dans les pays du Sud. Un test génétique est désormais disponible pour les pays « à risque », afin de détecter les porteurs de cet allèle et de leur éviter des effets indésirables graves.

« Les premières études réalisées montrent que la médecine personnalisée fondée sur l'analyse génomique des tumeurs se traduit par un gain en terme d'absence de récidives ou de survie [...]. Il reste néanmoins à évaluer la capacité de notre système de santé à en supporter les charges financières. »

Patrice Debre et Jean-Yves Le Gall, publication de l'Académie de médecine, *Séquençage des génomes et médecine personnalisée : perspectives et limites*, 2014

VERS UNE MEILLEURE COMPRÉHENSION DES MALADIES

De nouvelles pistes de recherche

Lors des études d'association pangénomique (voir p. 13), le génome d'un grand nombre d'individus sains et malades est analysé afin d'identifier les facteurs de risque génétiques influençant le développement d'une pathologie. Ces mêmes études permettent parfois de découvrir de nouvelles mutations jouant un rôle clé dans les processus biologiques sous-jacents à la maladie et donc de mieux comprendre ces derniers… Ce qui, en retour, ouvre de nouvelles pistes thérapeutiques. Par exemple, la découverte de mutations sur une quinzaine de gènes potentiellement associés à la sclérose en plaque a permis de proposer de nouveaux scénarios de survenue de la maladie impliquant le stress oxydatif, l'inflammation, des anomalies de dégradation et de maturation des protéines ou encore un dysfonctionnement des mitochondries (les usines énergétiques des cellules). Les études portant sur la schizophrénie pointent quant à elles plusieurs gènes impliqués dans la transmission du glutamate, un messager chimique du cerveau.

UNE HISTOIRE

Le cas de la mucoviscidose

Il y a encore trente ans, les causes de la mucoviscidose étaient inconnues. En 1989, les études génétiques ont permis de pointer la responsabilité d'un gène situé sur le chromosome 7, appelé CF (pour *cystic fibrosis*). On observe en effet des mutations sur les deux exemplaires de ce gène chez les personnes malades. Or ce gène code une protéine appelée *Cystic Fibrosis Transmembrane Conductance Regulator* (ou CFTR), qui permet l'échange d'ions chlorure entre l'intérieur et l'extérieur des cellules. Lorsque le gène est muté, le canal fonctionne mal, voire pas du tout. L'identification de ce gène a permis d'expliquer l'ensemble des symptômes de la mucoviscidose : la broncho-pneumopathie, la diarrhée chronique, les infections qui, toutes, tirent leur origine dans le dysfonctionnement du canal… Grâce à cette découverte, de nouvelles pistes thérapeutiques ont pu être envisagées, comme la correction de la protéine défectueuse (un médicament déjà commercialisé) ou la thérapie génique (en cours d'essai).

LA MUCOVISCIDOSE : DE LA MUTATION AUX SYMPTÔMES

Même si une mutation sur les deux exemplaires suffit à déclencher la maladie, les enfants porteurs de cette mutation peuvent présenter des atteintes cliniques très différentes, depuis une infection bronchique chronique jusqu'à un décès précoce dans la petite enfance. En cause : d'autres gènes (dits modificateurs) et l'influence de l'environnement.

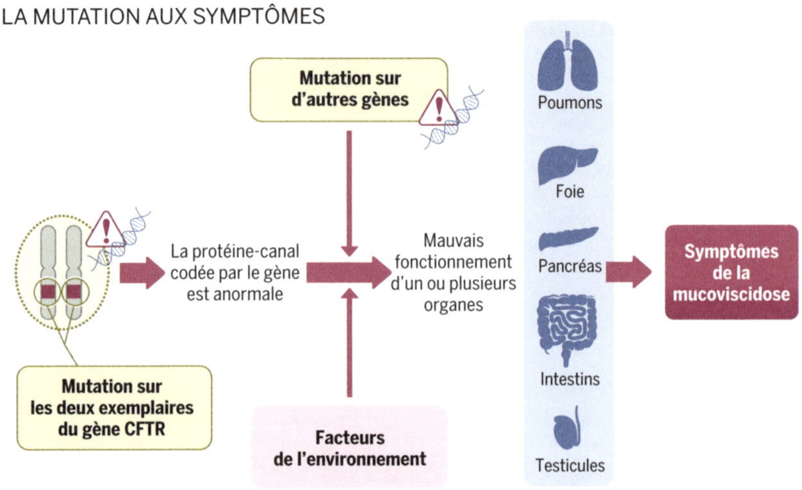

D'après l'Inserm

QUELQUES INTERACTIONS ENTRE LES MALADIES...

Les comparaisons à grande échelle de génomes entre personnes saines et malades permettent aussi d'identifier des interactions entre les différentes maladies. Le « diseasome » (*disease* = maladie), ou réseau des gènes des maladies humaines, est une représentation de ces interactions. La taille des cercles est proportionnelle au nombre de gènes impliqués dans chaque maladie et la taille des liens au nombre de gènes partagés entre deux maladies liées. Dans ce diseasome, 944 maladies sont représentées – elles ont au moins un lien avec une autre maladie – et 576 sont considérées comme majeures. Il existe 22 classes de maladies (identifiées ici par différentes couleurs).

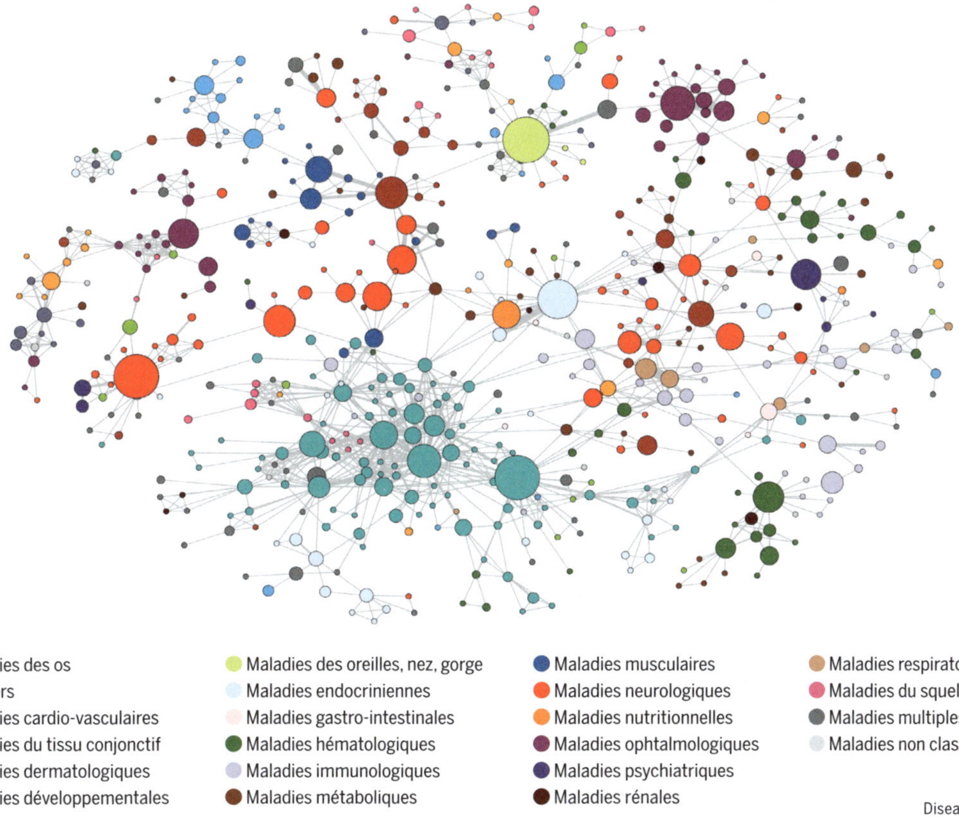

Diseasome.eu

Une reclassification des maladies

Les études génétiques aboutissent fréquemment à une reclassification des maladies ou, plus précisément, à la mise en évidence que différents types de processus pathologiques peuvent se cacher derrière une même maladie. C'est par exemple le cas pour l'autisme : des études portant sur des milliers de malades tendent à montrer qu'il n'existe pas une seule sorte d'autisme, mais différents sous-types présentant des symptômes comparables et des composantes génétiques différentes. Ces nouvelles classifications permettent notamment de différencier les traitements, de façon à ce qu'ils soient plus efficaces.

« Les recherches en génétique permettent de préciser les processus biologiques sous-jacents aux maladies et les subdivisent ainsi en plusieurs sous-entités. Cela ouvre la porte à des thérapies plus spécifiques en fonction de chaque sous-type de maladie. »

Bertrand Jordan, biologiste, fondateur de Marseille-Nice Génopole

EN BREF

30 pathologies différentes se cacheraient derrière la **maladie de Parkinson**.

50 pathologies différentes se cacheraient derrière la **maladie d'Alzheimer**.

Rapport OPECST, janvier 2014

PRENDRE EN CHARGE SON BIEN-ÊTRE

Une médecine participative ?

La médecine prédictive vise non pas à soigner, mais à maintenir en bonne santé. Pour cette raison, elle implique davantage la participation active des patients que la médecine « traditionnelle ». Le postulat est qu'en offrant aux individus un accès à l'ensemble de leurs données biologiques, au fonctionnement de leur organisme, ainsi qu'à des informations concrètes sur les actions préventives adaptées à leurs prédispositions à diverses pathologies, ils finiront par devenir acteurs de leur santé et non plus simples consommateurs de soins. Les défenseurs de cette médecine du futur expliquent ainsi que chacun aura la liberté de choisir le comportement le plus adapté pour optimiser sa santé, ses performances, mais surtout son bien-être global. À condition que l'accès à ces informations soit disponible pour tous (voir pp. 74-75). Et que les informations fournies débouchent réellement sur des modifications de comportements, ce qui n'est pas encore prouvé (voir p. 67)…

LA DURÉE DE VIE EST-ELLE HÉRÉDITAIRE ?

Si la durée de vie dépend essentiellement de facteurs environnementaux et comportementaux, elle a également une composante biologique : les frères et sœurs de centenaires ont plus de chance de mourir vieux que le reste de la population.

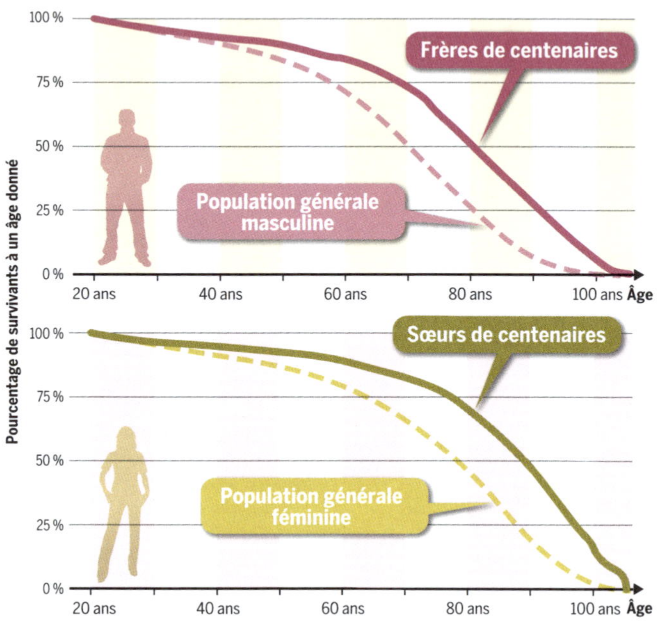

Données collectées sur plus de 2 000 frères et sœurs de centenaires nés en 1900, comparées à la population générale du même âge

PNAS, 2002

Se nourrir en fonction de ses risques ?

Dans certains cas, se savoir à risque de développer telle ou telle maladie permet d'adapter son régime alimentaire. Ainsi, parmi les personnes à risque pour les maladies cardiovasculaires, certaines montrent une sensibilité accrue au sel. D'où l'intérêt pour ces personnes de connaître dès que possible cette hypersensibilité afin de suivre un régime désodé strict. Par ailleurs, certains scientifiques étudient l'influence des spécificités biologiques (et en particulier du profil génétique) de chaque individu sur la réponse physiologique aux aliments. Ce qui pourrait déboucher sur une alimentation encore plus personnalisée. On voit ainsi émerger des entreprises qui proposent des tests de sensibilité ou d'intolérance pour certains constituants alimentaires ou pour évaluer son niveau de métabolisme à différentes substances nutritives. Il existe également, sur Internet, des compléments alimentaires sur-mesure qui sont censés se fonder sur le patrimoine génétique des patients. Mais rien ne prouve qu'ils sont efficaces, ni pour les régimes, ni pour le bien-être… et encore moins pour prévenir le développement d'une maladie. Bien au contraire, vu l'état actuel des connaissances, on peut même affirmer qu'il s'agit d'habiles opérations marketing.

LA MÉDECINE DES 4P

Les découvertes et innovations en biologie moléculaire, ainsi que les nouvelles possibilités offertes par les technologies de l'information et de communication permettent d'envisager la mise en place de cette médecine prédictive, préventive, personnalisée et participative.

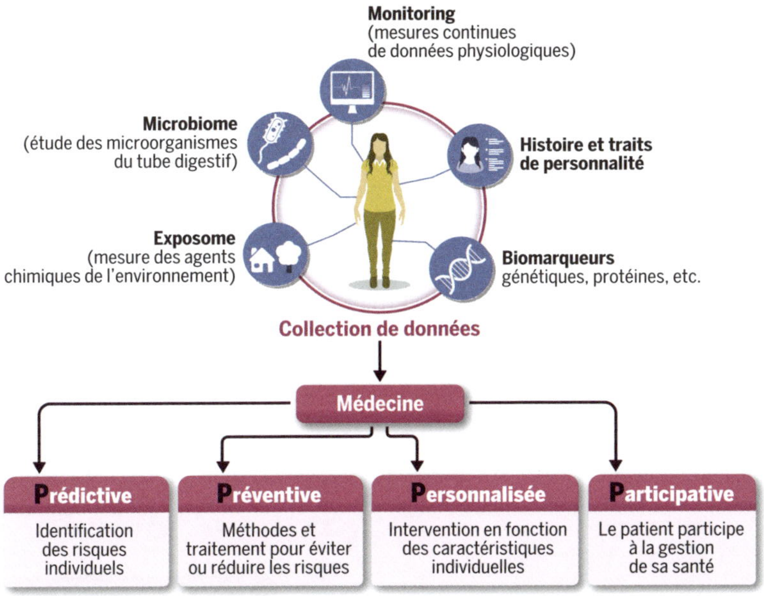

eN BREF

Le marché du bien vieillir représenterait **700 milliards de dollars** selon l'entreprise américaine *Human Longevity Inc.*

Médecine/Sciences, 2014

15 % d'**augmentation de la durée de vie** moyenne de souris en inactivant le gène Myc, aussi présent chez l'être humain et surexprimé chez les patients souffrant de certains cancers.

Cell, janvier 2015

Rêve d'immortalité

Certains scientifiques impliqués dans la médecine prédictive vont plus loin : leur objectif est de parvenir à allonger la durée de vie grâce à un mode de vie adapté au patrimoine génétique et à l'environnement de chacun et à d'éventuels traitements. Ces projets visent à prendre en compte les masses de données obtenues grâce aux études – toujours plus nombreuses – des gènes, des protéines, des données cliniques sur de vastes échantillons de populations afin de mieux comprendre les déterminants de la longévité (voir pp. 42-43). D'importants groupes de centenaires sont également passés à la loupe pour tenter de comprendre ce qui les distingue des autres mortels. Mais pour l'heure, après avoir séquencé intégralement le génome des dix-sept plus vieilles personnes de la planète, les secrets de la longévité semblent encore mystérieux : le génome ne dit pas tout ! Mais cela n'empêche pas la création d'un nombre croissant d'entreprises pour poursuivre cet objectif. Ces démarches posent aussi une autre question : quel serait l'impact d'un allongement de la durée de la vie dans un monde à 9 milliards d'habitants ?

UNe hISTOIRE

La médecine chinoise traditionnelle, pionnière de la médecine préventive ?

Dans le cadre de la médecine traditionnelle chinoise – vieille de plus de 3000 ans – seuls les patients en bonne santé payaient leur médecin. S'ils tombaient malades, les consultations et les soins étaient aux frais du médecin : on considérait alors qu'il avait mal fait son travail. Et plus un médecin avait de patients malades, moins il était considéré. Les médecins avaient donc tout intérêt à maintenir leurs patients en bonne santé, puisque seuls ces derniers les rémunéraient !

« La contrepartie [de cette médecine participative] est que l'individu devra être encore plus coopératif, il devra donner des informations sur son mode de vie et, en plus, une fois qu'on aura analysé le traitement approprié, il ne pourra pas se permettre de ne pas le suivre. On évoque parfois le caractère pervers, sinon à risque potentiel de la médecine personnalisée. »

Christian Byk, magistrat, conseiller à la Cour d'appel de Paris, secrétaire général de l'Association internationale droit, éthique et science. Rapport OPECST, 2014

VERS DES BÉNÉFICES ÉCONOMIQUES ?

Une évaluation complexe

En médecine, les évaluations économiques sont fondées sur le calcul du ratio coût/résultat (ou ratio d'efficience). Le plus souvent, l'unité utilisée pour évaluer le résultat est l'année de vie gagnée, parfois pondérée par sa qualité. La complexité vient du fait que les coûts et bénéfices peuvent intervenir à des temps parfois très éloignés : une dépense immédiate peut parfois éviter des dépenses futures. Concernant la médecine prédictive, le calcul dépend également de la valeur prédictive des tests, des coûts liés à leur mise en œuvre, du nombre de personnes concernées par la maladie, ou encore de la prise en charge médicale des personnes identifiées à risque (coûts des examens, des soins, du suivi, etc.). Généralement, pour qu'un programme soit considéré comme acceptable d'un point de vue de l'économie de la santé, son coût par année de vie gagnée doit être inférieur à deux fois le PIB par habitant et par an (soit environ 70 000 euros en France). Sur cette base, la plupart des économistes restent circonspects quant à un bénéfice économique de la médecine prédictive : si la prévention améliore la santé et sauve des vies, elle a également un coût unitaire élevé, sachant qu'elle concerne davantage de personnes que la médecine curative…

LA LOI DES RENDEMENTS DÉCROISSANTS

Plus les traitements s'adressent à des petites populations, plus ils sont chers.

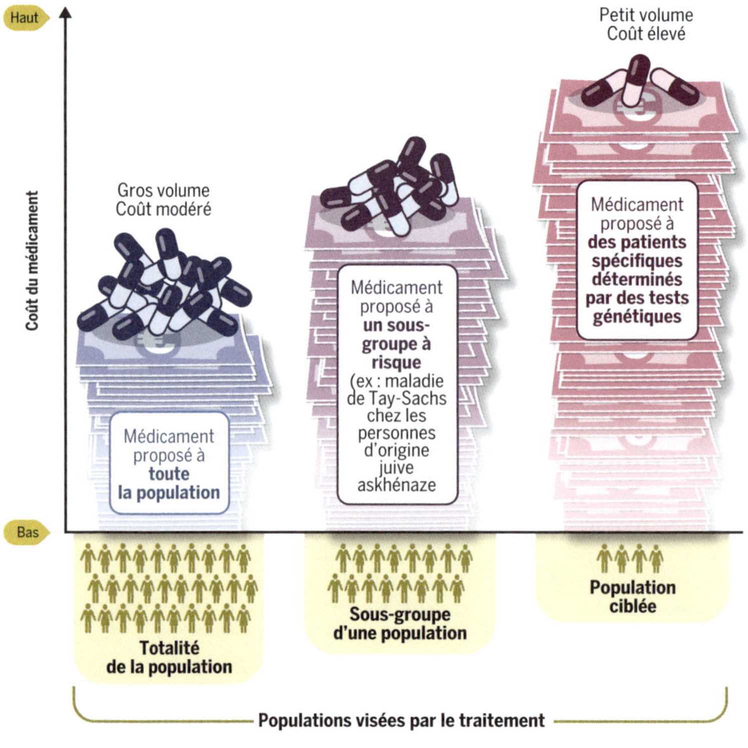

Drug discovery world, 2009

EN BREF

2,9 milliards d'euros
alloués à la **prévention individuelle** en 2013 en France, soit 43,80 euros par personne. C'est moins de **2 %** des dépenses médicales totales. IRDE

5 500 milliards de dollars
C'est la valeur actuelle de **demande mondiale pour les produits et services de santé**. Elle devrait atteindre 12 000 milliards de dollars en 2030.
Rapport OPECST, 2014

0,31 ‰
c'est le taux de mortalité par **cancer de la prostate** chez les hommes qui effectuent un test de dépistage.
0,41 ‰
c'est celui de ceux qui n'effectuent pas de test…
NEJM, 2009

Des économies sur les traitements ?

Si ce n'est pas grâce à son volet préventif que la médecine prédictive peut être source d'économie, en revanche nombre d'experts estiment qu'elle pourrait permettre de réaliser des économies sur les traitements. En effet, ces derniers sont d'une efficacité limitée dans de nombreux cas (voir pp. 50-51). En les ciblant davantage, en ne les prescrivant qu'aux personnes qui en ont besoin et qui y répondent, il devrait donc être possible de réduire les coûts de prescriptions inutiles et les hospitalisations dues aux effets néfastes des médicaments mal administrés. Toutefois, plus les traitements visent une petite population, plus ils sont chers. La question est donc au cœur d'un débat loin d'être tranché.

LES DÉPENSES PUBLIQUES DE SANTÉ PAR CLASSE D'ÂGE DANS L'ENSEMBLE DES PAYS DE L'OCDE

Si la médecine prédictive recule l'âge de la mort, elle risque d'accroître les dépenses de santé puisque celles-ci ne cessent d'augmenter avec l'âge.

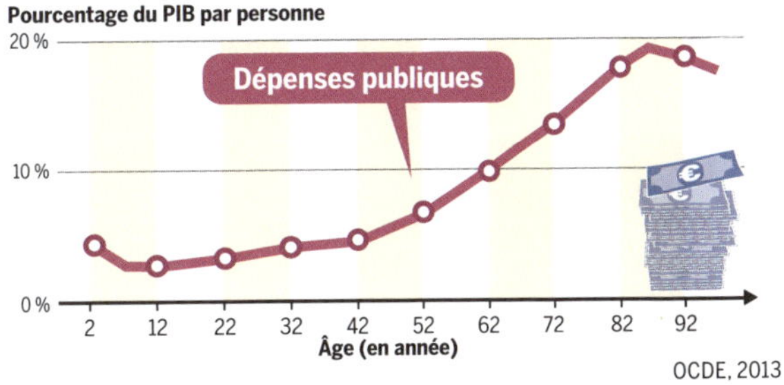

OCDE, 2013

LES SURCOÛTS DÉPENDENT DES TYPES DE TESTS PRÉDICTIFS

Les économies et surcoûts s'entendent à l'échelle de la population.

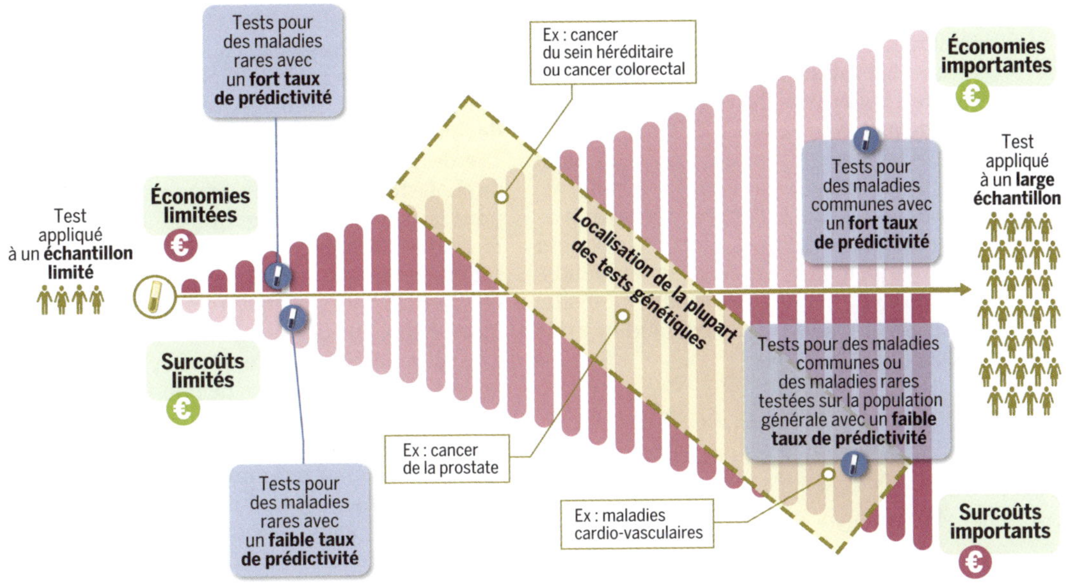

Des coûts supplémentaires...

La médecine prédictive représente nécessairement des coûts : ceux des tests prédictifs, mais aussi des protocoles de suivi et des examens qu'elle exige. Plus les tests sont prédictifs et concernent une large population, plus ils sont rentables d'un point de vue de l'économie de la santé. En revanche, si la valeur prédictive d'un test est faible, sa mise en œuvre sera coûteuse car de nombreux faux positifs seront alors suivis et/ou traités. Ainsi, dans le cas du cancer du sein familial (lié aux gènes BRCA1 et BRCA2, voir pp. 36-37), les analyses économiques sont en faveur d'un dépistage parmi la population à risque. Mais dans le cas du dépistage systématique du risque du cancer de la prostate par test sanguin chez les hommes de plus de 50 ans, la balance bénéfice/risque est défavorable, notamment du fait d'un nombre élevé de faux positifs.

ELIAS ZERHOUNI
Médecin, directeur Sanofi R&D, ancien directeur des Instituts américains de la santé (NIH)

Il est temps de passer d'une médecine réactive à une médecine proactive

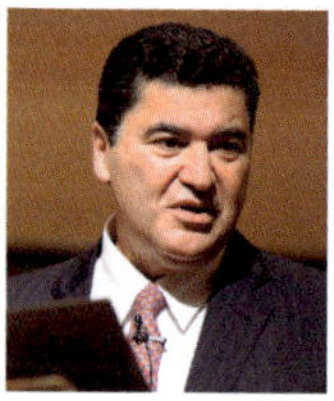

L'état de la science biomédicale doit nous faire repenser l'ancien concept d'une médecine où les médecins sont sollicités seulement lorsque des symptômes douloureux apparaissent ou lorsqu'est perdue une fonction essentielle. Cette forme de médecine, que je qualifierai de «réactive», s'avère aujourd'hui largement inadaptée à la prise en charge des maladies chroniques qui ne deviennent apparentes qu'après des années d'évolution silencieuse. Nous savons, par exemple, que le diabète de l'adulte (diabète de type II) peut mettre vingt ans pour devenir cliniquement apparent alors qu'une intervention précoce pourrait réduire son incidence de plus de 70 %. Nous savons aussi que la maladie d'Alzheimer s'installe insidieusement sur plusieurs années et il a été estimé que si l'on pouvait retarder son apparition de cinq ans, les dépenses induites seraient réduites de moitié. Ce changement fondamental nous conduira vers une nouvelle ère plus «proactive», par opposition à une médecine «réactive».

« La réduction des dépenses de santé suppose l'intervention à des étapes précoces du développement d'une maladie chronique. »

Ce concept n'est pas nouveau et a déjà fait ses preuves dans le cas des maladies infectieuses grâce au développement des vaccins dont Jenner et Pasteur furent les pionniers. Parviendrons-nous à l'appliquer aux maladies plus insidieuses et chroniques de ce siècle ? C'est le défi principal pour l'innovation biomédicale aujourd'hui. La plupart des affections aiguës sont le fait soit d'un agent externe (bactérie, toxine, virus, traumatisme…) soit d'un processus interne pouvant prendre des années avant d'apparaître sous la forme d'un événement clinique. Ainsi, la genèse des infarctus du myocarde, des accidents vasculaires cérébraux et de bien d'autres affections aiguës trouve sa source dans des mécanismes délétères sous-jacents, à évolution très lente. Environ la moitié des affections observées aujourd'hui relèvent de mécanismes auto-induits car elles dépendent de comportements à risque, ou sont liées à un environnement propice aux maladies. Dans ce contexte, comment la médecine peut-elle évoluer pour contrecarrer de telles tendances ? Il est d'abord important de prendre en compte le haut degré de variabilité humaine dans notre susceptibilité à la maladie. Ainsi, tous les sujets obèses ne développent pas un diabète, et moins de 15 % des personnes présentant un taux élevé de cholestérol auront une crise cardiaque ; pourtant nous traitons tous ces patients identiquement, et à grands frais.

La clé pour une médecine plus efficace réside dans notre capacité à prédire, de façon fiable et à un niveau individuel, qui a le plus de risques de développer une maladie. Cela permettra de mieux cerner la population-cible, en évitant d'imposer des fardeaux énormes aux sujets qui ne vont probablement jamais développer de complications. Aujourd'hui, la recherche progresse vers une telle stratégie en identifiant des biomarqueurs prédictifs et pronostiques, mais elle n'en est encore qu'aux premières étapes. En effet, si plusieurs biomarqueurs, génétiques ou autres, s'avèrent pertinents pour repérer des populations «à risque», ils ne peuvent être appliqués aux cas individuels. Bien du travail reste nécessaire pour y parvenir, mais, clairement, il s'agit là d'une tendance forte pour des innovations en santé.

Bien sûr, aucun de ces progrès ne pourra survenir tant que les politiques de santé publique ne changeront pas. Elles devront

notamment reconnaître que la réduction des dépenses de santé suppose l'intervention à des étapes précoces du développement d'une maladie chronique alors que les patients ne se sentent pas malades. En bref, nous devons évoluer de l'actuel système sickcare («soins de maladies») vers un vrai système healthcare (c'est-à-dire «soins de santé», au sens premier du terme).
Dans ce contexte, il deviendra de plus en plus essentiel que les patients participent le plus tôt possible à leurs propres soins afin de réduire l'apparition des complications. Cela dit, assumer plus de responsabilités personnelles pour sa santé exigera non seulement des changements portant sur l'éducation à la santé, mais aussi l'évolution des pratiques de remboursement ou d'assurances. De fait, ce concept de médecine participative sous-tend de profonds changements socio-économiques et politiques. •

Extrait de la leçon inaugurale prononcée le 20 janvier 2011 par Elias Zerhouni, professeur invité au Collège de France sur la chaire annuelle d'Innovation technologique Liliane Bettencourt (2010-2011) et parue sous le titre: Les grandes tendances de l'innovation biomédicale au XXIe siècle (coédition Fayard/Collège de France, 2011). Le texte intégral est disponible en libre accès: books.openedition.org/cdf/434.

Pr. CHRISTOPHE PISON
Médecin pneumologue au CHU de Grenoble, université Grenoble Alpes*

Vers une vision plus holistique de la médecine

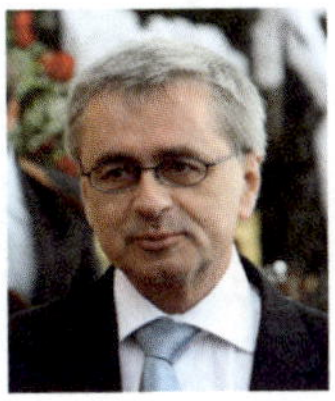

L'offre de soin n'est pas adaptée aux épidémies actuelles que sont l'obésité, les maladies cardiovasculaires ou respiratoires, les cancers. Nous avons besoin d'une vision plus holistique. Les médecins sont malheureusement trop souvent limités à leur domaine de spécialité: ils connaissent parfaitement quelques pièces du puzzle, alors qu'il faudrait comprendre l'ensemble. C'est l'objectif de la médecine dite 4 P: la prédictive, personnalisée, préventive et participative.
Dans ces 4 P, un des points centraux selon moi est la prédiction. Mais on ne peut pas prédire un système en ne regardant que quelques composés élémentaires.
Nous avons désormais tous les outils pour réaliser en continu des mesures individuelles de façon non invasive: poids, activité physique, environnement, sommeil, niveau de stress, etc. Je fais le pari que demain, l'auto-mesure deviendra aussi automatique que de mettre sa ceinture de sécurité aujourd'hui. Nous pourrons dès lors nous servir de ces données globales afin de mieux comprendre la dynamique de la santé et repérer le plus précocement possible ceux qui passent d'un état de bien-être vers un état pathologique.
Reste à savoir ce qu'on fait de cette information. Prédire pour prédire est de la torture morale. Il faut des leviers d'action. Or il est difficile, voire impossible, de modifier ses gènes ou son environnement. En revanche, on peut jouer sur l'alimentation, l'activité physique, mais aussi le sommeil ou encore les traitements pharmacologiques. Rien qu'avec l'alimentation et l'activité physique, je pense qu'on peut contrôler 80 % des maladies chroniques.
Il y a une demande très forte de la part des hommes et des femmes d'être leur propre maître, donc de connaître les pièces de leur propre puzzle et d'agir en conséquence. Mais je constate qu'il existe une résistance, consciente ou non, de la part du corps médical français, comme si les médecins craignaient que le savoir leur échappe et devienne accessible aux mortels. Il faut reconnaître qu'il reste des incertitudes dans la médecine prédictive, notamment sur la question de la confidentialité des données. Je reste toutefois persuadé que ce sera la médecine de demain et qu'elle sera bien plus efficace que notre médecine de soin actuelle. •

* Christophe Pison participe, au niveau français, à l'étude des 100 pionniers (voir p. 15)

MÉDECINE, TOUT PRÉDIRE ?

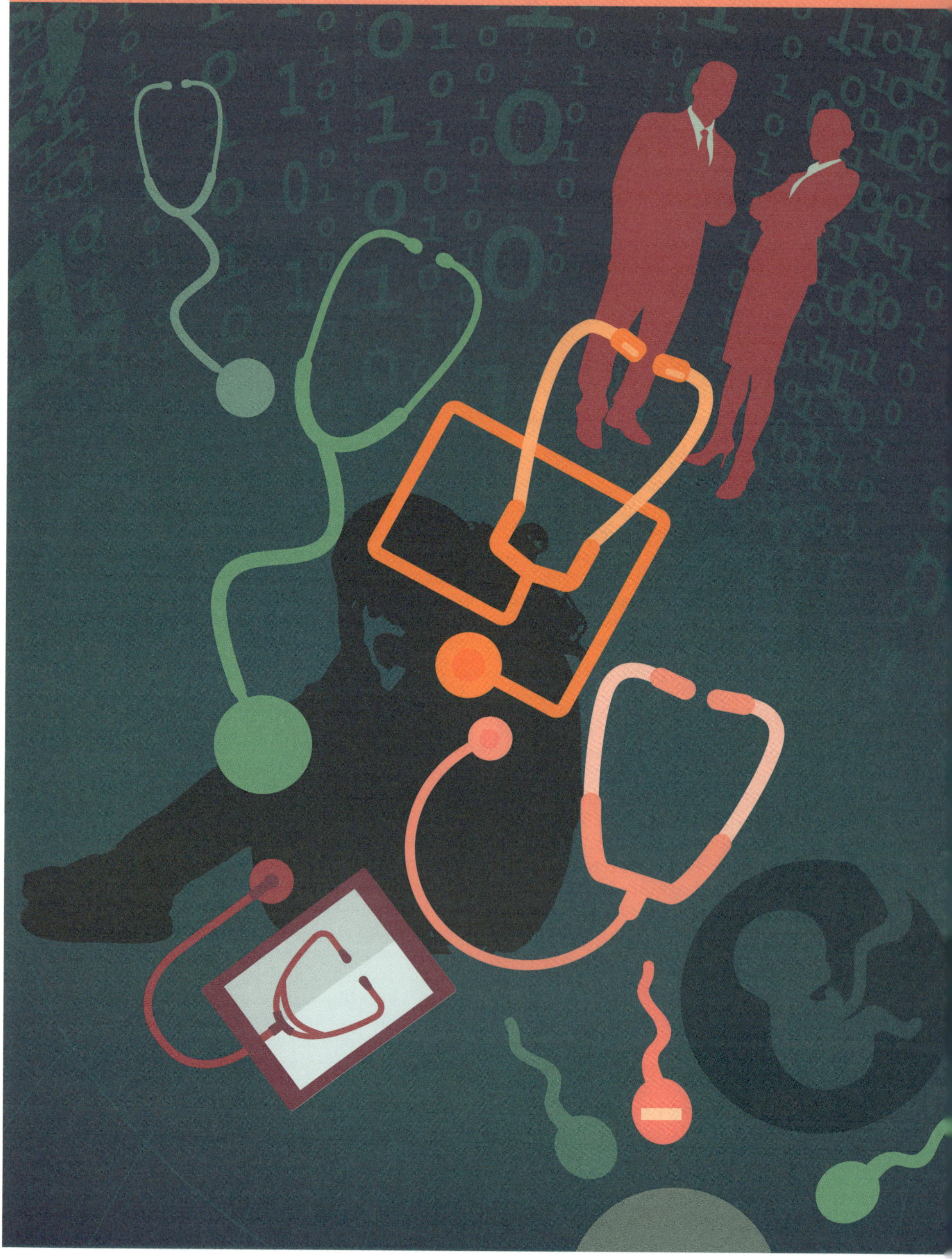

IV. LIMITES ET DÉRIVES DE LA MÉDECINE PRÉDICTIVE

Il est rare, voire exceptionnel, qu'une mutation génétique puisse prédire avec certitude l'installation d'une maladie. Or, la lecture des gènes reste l'un des outils phares de la médecine prédictive, laissant ainsi de côté d'autres moyens efficaces d'améliorer la santé. Par ailleurs, d'autres enjeux d'importance apparaissent avec l'avènement de cette médecine, comme celui d'une surmédicalisation, d'une angoisse croissante vis-à-vis du futur, d'une reproduction guidée par la prédiction ou d'un accroissement des inégalités de santé. En outre, cette médecine nécessite d'importantes bases de données, que l'on ne sait pour l'instant pas correctement protéger. Ce qui pose la question du détournement d'usage de ces données, qui pourraient servir d'autres intérêts que ceux de la médecine...

POINTS DE VUE D'EXPERTS

UNE VISION RÉDUCTRICE DE LA SANTÉ

Les gènes ne font pas tout !

Une bonne part de la médecine prédictive se fonde sur l'étude des gènes. De fait, quasiment toutes les maladies sont influencées par notre ADN. Toutefois, le rôle du génome sur la santé est souvent surestimé. Pour preuve : lorsqu'un jumeau monozygote est atteint d'une maladie[1], le risque que l'autre la déclare est rarement significativement supérieur au risque moyen de la population – sauf pour les maladies mendéliennes ou à très forte composante héréditaire (voir pp. 34-35), telles que le cancer du sein BRCA ou la schizophrénie. C'est bien que des facteurs non génétiques participent au développement des maladies : environnement, alimentation, mode de vie, etc. Or ils sont encore rarement pris en considération par la médecine prédictive.

1. On ne parle bien sûr pas ici de maladies infectieuses (rhume, grippe, sida, etc.).

L'« HÉRITABILITÉ MANQUANTE »

Les marqueurs génétiques découverts n'expliquent qu'une faible part de l'héritabilité de bon nombre de maladies ou de caractéristiques physiques ou intellectuelles.

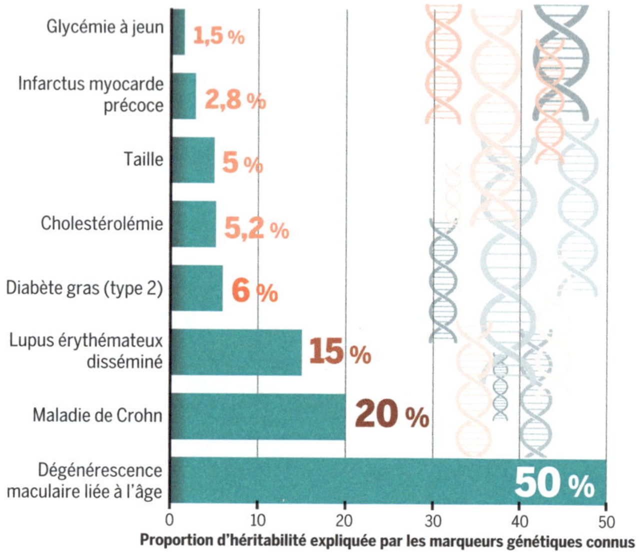

Nature, 2009

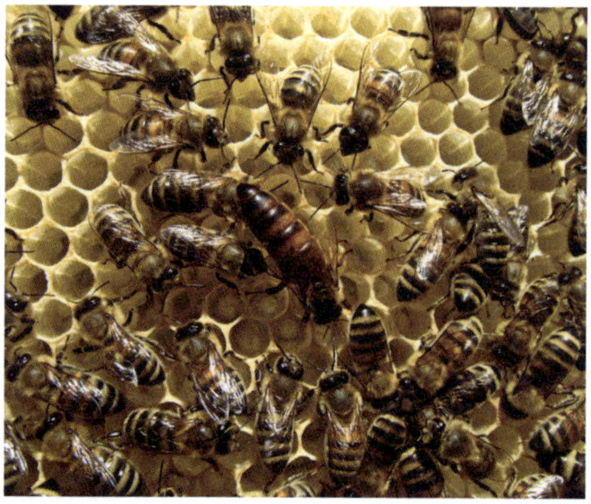

La reine et les ouvrières, une question d'épigénétique ! La différence entre la reine des abeilles et les ouvrières ne réside pas dans la séquence ADN, mais dans une lecture différente de leurs gènes liée à leur nourriture : de la gelée royale pour la reine, contre du miel et du pollen pour les ouvrières.

L'épigénétique

Le code génétique (voir p. 78) est une chose, la lecture d'un gène, une autre. Autrement dit, il ne suffit pas qu'un gène ait une « bonne » séquence ADN (sans mutation), encore faut-il qu'elle soit lue et aboutisse à la synthèse de la protéine codée par le gène. Cette seconde phase dépend essentiellement de la conformation de l'ADN dans les chromosomes ou de la présence de molécules inhibant ou initiant la lecture des gènes. Ce mécanisme, appelé épigénétique, explique que toutes les cellules de l'organisme ne font pas le même travail, alors qu'elles possèdent pourtant le même patrimoine génétique. Des modifications épigénétiques de l'expression des gènes peuvent également survenir sous une influence externe (alimentation, traumatisme, exposition chimique, etc.) et pourraient largement influencer l'apparition de certaines maladies. Pour l'heure, ces altérations de la lecture de l'ADN sont très rarement recherchées lors des tests classiques.

Le cas des mutations acquises

Certaines mutations dans l'ADN sont héréditaires (transmises par les parents). D'autres surviennent au moment de la fécondation (lors des premières divisions de la cellule-œuf). D'autres encore sont acquises plus tard au cours de la vie. Ces dernières se produisent spontanément lors de la division des cellules et leur fréquence peut être augmentée par des agents extérieurs qui abîment l'ADN (radiations, agents toxiques, radicaux libres, etc.). La cellule possède une machinerie de réparation qui corrige la plupart des lésions. Mais, environ une fois sur dix milliards, une lésion lui échappe, à l'origine d'une mutation. Contrairement aux mutations héréditaires ou qui surviennent durant la fécondation, les mutations acquises ne sont pas présentes dans l'ensemble des cellules de l'individu, mais dans un ou quelques tissus seulement. Si la plupart d'entre elles sont silencieuses, certaines sont associées à des maladies : cancers (voir pp. 36-37), mais aussi certaines maladies psychiatriques. Or, les tests génétiques de la médecine prédictive passent la plupart du temps à côté de ces mutations, soit parce qu'ils sont réalisés avant qu'elles ne surviennent, soit parce que le tissu où elles sont présentes n'a pas été analysé. •

CANCER ET CELLULES SOUCHES

Plus le nombre de divisions des cellules souches (les cellules indifférenciées capables de s'auto-renouveler) dans un organe est élevé, plus le risque de mutations acquises, et aussi de cancers dans ce tissu, est élevé.

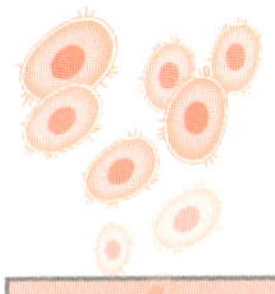

	CANCER		
	colorectal 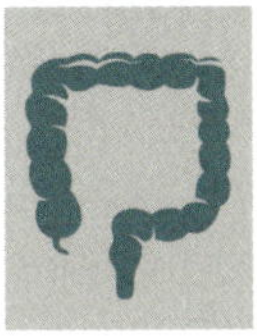	des poumons 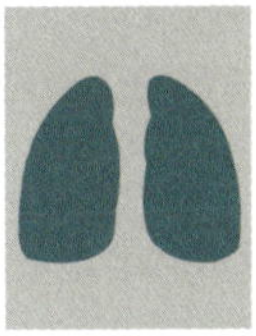	des os du bras 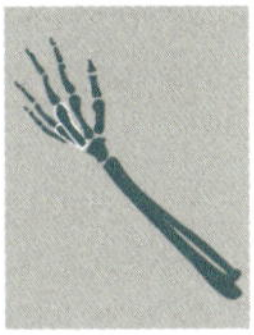
Nombre de cellules souches dans le tissu concerné	200 millions	1,2 milliard	650 000
Nombre de divisions par cellule souche durant une vie	5 840	5,6	5
Nombre cumulé de divisions dans le tissu	1 200 milliards	9,3 milliards	4,5 millions
Incidence du cancer	4,8 %	0,45 %*	0,0004 %

* chez les non fumeurs

Science, 2 janvier 2015

EN BREF

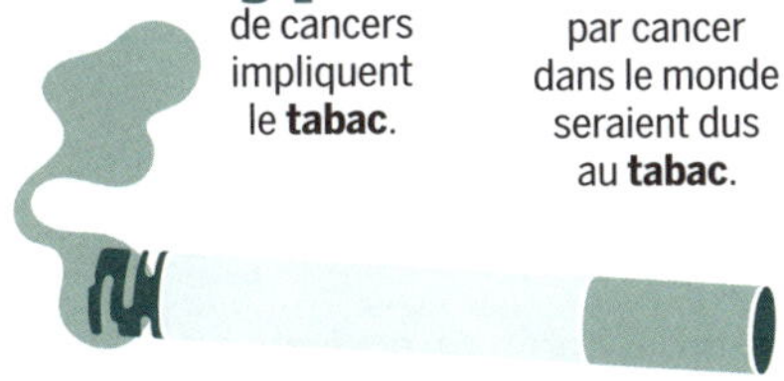

17 types de cancers impliquent le **tabac**.

20 % de la mortalité par cancer dans le monde seraient dus au **tabac**.

« Dans notre précipitation à affubler la médecine d'un manteau génétique, nous perdons de vue d'autres moyens d'améliorer la santé publique. Les différences liées à la structure sociale, aux modes de vie et à l'environnement expliquent des parts plus importantes des maladies que les différences génétiques. »

N. A Holtzman, T. M Marteau,
In *« Will genetics revolutionize medicine? »*, *NEJM*, 2000

UNE HISTOIRE

Le cas des Indiens pimas

Les Indiens pimas sont de parfaits modèles de l'influence de l'environnement sur la santé. Ce groupe à forte consanguinité vit de part et d'autre de la frontière mexicano-américaine. Alors que les Pimas mexicains poursuivent une vie rurale, avec une alimentation riche en légumineuses et céréales, les Pimas américains ont un mode de vie sédentaire et une alimentation à base de sucre, de viande et de graisse. Résultat : ces derniers montrent aujourd'hui les prévalences les plus fortes au monde de surcharge pondérale (75 %) et de diabète « gras »[1] (50 %). Pour expliquer cette surprenante différence entre deux populations au patrimoine génétique très proche, une seule solution : l'influence de l'environnement, et en particulier du régime alimentaire…

1. Diabète non insulino-dépendant.

LE RISQUE DE SURDIAGNOSTIC ET DE SURMÉDICALISATION

Des « anomalies » pas toujours simples à interpréter

Toutes les anomalies révélées par la médecine prédictive ne sont pas synonymes de maladie. Ainsi, dans le cas de l'hémochromatose, certains porteurs des mutations délétères ne développeront jamais la maladie. Et les diagnostics prénatals, de plus en plus pointus, entraînent parfois l'élimination de fœtus porteurs d'anomalies dont on ne peut prévoir l'impact sur le développement. Autre exemple avec le dépistage des troubles de conduite chez les enfants, où une hyperactivité jugée excessive peut entraîner, à tort, une classification « à risque » (voir p. 33). Ou encore lorsqu'un enfant présente des variations génétiques le classant à « haut risque d'autisme », alors qu'il peut fort bien ne jamais développer de symptôme autistique (voir p. 41). La médecine prédictive tend à définir la maladie non plus au niveau symptomatique, mais au niveau moléculaire ou *via* quelques critères chiffrés, ce qui peut aboutir à classer comme malades nombre de personnes sans aucun symptôme… La frontière entre le « normal » et le pathologique est en réalité bien plus complexe. •

Des détections trop précoces ?

Diagnostiquer toujours plus en amont la maladie, tel est l'objectif de la médecine prédictive. Ainsi, grâce à des outils de plus en plus pointus (imagerie médicale et ponction à l'aiguille fine notamment), on détecte de plus en plus précocement des anomalies dont bon nombre ne se traduiront sans doute pas par une maladie : des tumeurs de quelques millimètres peuvent ne jamais évoluer en cancer et des hommes présentant une concentration sanguine élevée de la protéine PSA ne jamais développer de cancer de la prostate. La précocité de détection peut ainsi exposer des individus à faible risque à des traitements inutiles, voire dangereux. Plusieurs pays ont ainsi cessé les dépistages massifs du cancer de la prostate chez les hommes de 50 ans *via* le dosage de la PSA, car ce critère n'est pas assez spécifique : les groupes testés ne présentent pas ou peu de différence en terme de mortalité, alors que le nombre de cas détectés et traités est supérieur par rapport aux groupes non testés. Ce qui signifie que des personnes ont été inutilement traitées, tandis que des cancers se sont développés sans que le dosage de la PSA ne permette de s'en apercevoir. •

UN RAPPORT RISQUE/BÉNÉFICE COMPLEXE

Sur 1 000 femmes qui passent chaque année une mammographie durant dix ans

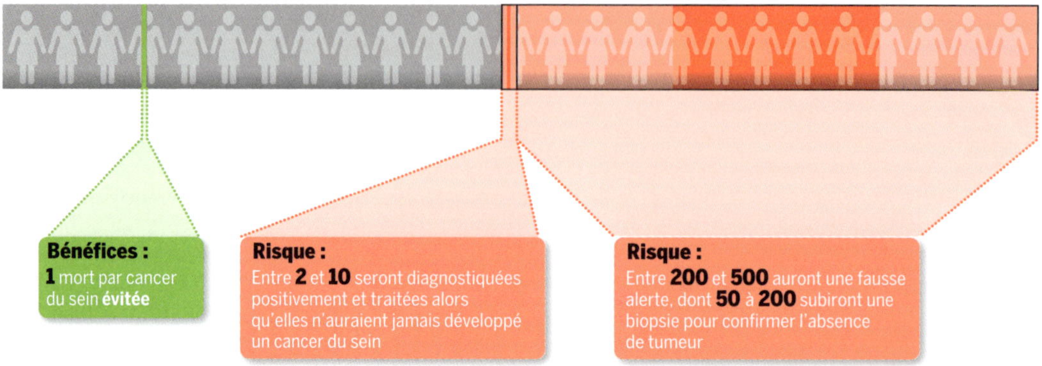

Welch et Black, *JNCI*, avril 2010

CANCER : SURDIAGNOSTIC OU TRAITEMENTS PLUS EFFICACES ?

Aux États-Unis, entre 1975 et 2005, les taux de détection de nombreux cancers ont augmenté, mais la mortalité due à ces cancers est restée stable, voire a baissé. Pour certains chercheurs, ces courbes sont un signe de surdiagnostics. Pour d'autres, la preuve que l'on sait mieux soigner ces maladies...Ou plus sûrement, une combinaison des deux !

CANCER DE LA THYROÏDE

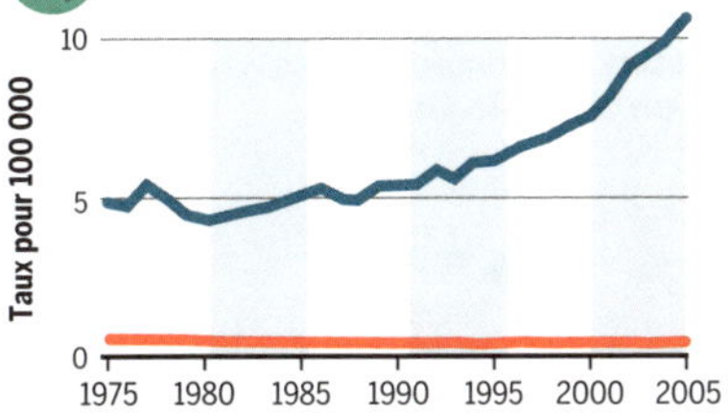

MÉLANOME

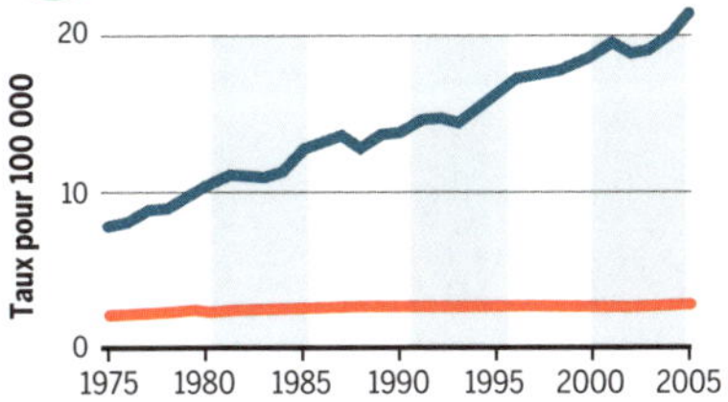

CANCER DE LA PROSTATE

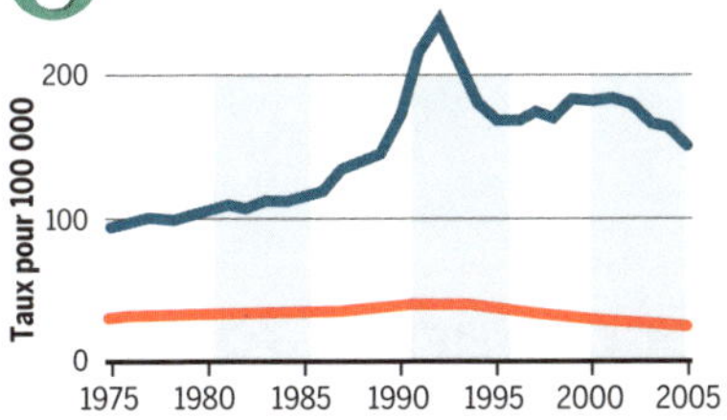

CANCER DU SEIN

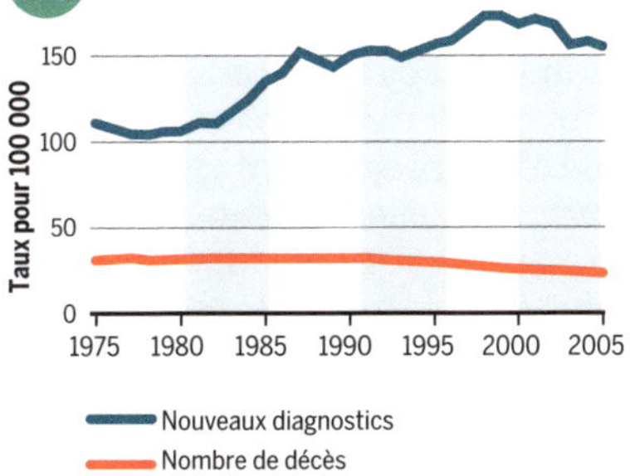

Welch et Black, *JNCI*, avril 2010

Le risque d'une inflation de traitements

IV III II I

Passer son génome au crible des marqueurs de maladies ou effectuer une panoplie d'autres tests biologiques aboutit inévitablement à la découverte de facteurs prédisposant à telle ou telle pathologie. Tout individu devient de fait un malade en devenir. Voilà qui fait le bonheur des firmes commercialisant les tests, mais aussi de celles qui vendent des médicaments censés éviter ou limiter la survenue des maladies annoncées (ce sont parfois les mêmes). Ainsi, le risque de rechute chez les personnes déprimées pourra justifier une consommation chronique de psychotropes et le risque d'un accident vasculaire conduire certains médecins à prescrire des statines, alors même que leurs bénéfices sont discutés. Ou encore, certaines entreprises ont développé des médicaments censés ralentir la maladie d'Alzheimer pour les personnes diagnostiquées à risque, des traitements jugés inefficaces, voire dangereux par la haute autorité de santé en France... •

UN RECOURS CROISSANT À L'IMAGERIE MÉDICALE

Le nombre de scanners ou IRM, parmi les Américains de plus de 65 ans pris en charge par une assurance santé publique, a plus que doublé entre 1991 et 2006.

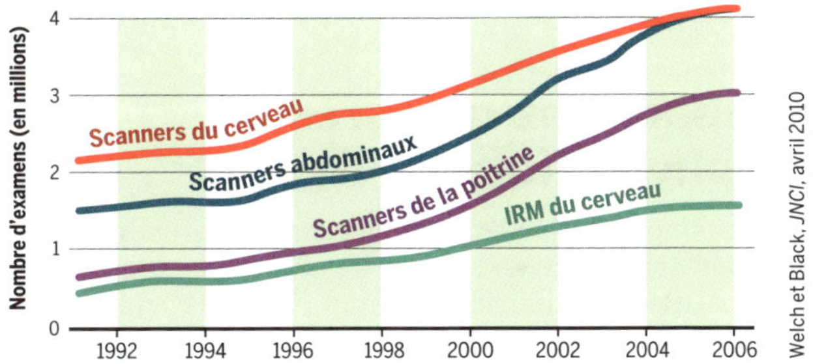

Welch et Black, *JNCI*, avril 2010

EN BREF

778 millions de dollars
chiffre d'affaires de *Myriad Genetics* en 2014 pour ses **tests génétiques** (dont 7 tests prédictifs pour différents cancers), soit un **doublement** de ses ventes en 4 ans.

ANS

LA PROPORTION DE SURDIAGNOSTIC

60 % pour le cancer de la **prostate** *via* le dosage de la PSA,

50 % pour le cancer des **poumons** *via* les radiographies,

25 % pour le cancer du **sein** *via* les mammographies.

Welch et Black, *JNCI*, avril 2010

30 % des personnes après **60 ans**, qui meurent d'une autre raison que le cancer de la **prostate**, étaient porteurs de **tumeur** dans ce tissu. Toutefois, le risque de mourir de ce **cancer** n'est que de **4 %** à cet âge...

Welch et Black, *JNCI*, avril 2010

QUELS IMPACTS PSYCHOLOGIQUES ?

L'impact des résultats des tests

En moyenne, selon plusieurs études, les personnes découvertes « à risque » pour telle ou telle maladie montrent une légère augmentation des états d'anxiété et de dépression, mais de façon temporaire. En réalité, il est impossible de généraliser l'impact psychique de la médecine prédictive : cela dépend du type de maladie testée, de l'existence ou non d'un traitement préventif, voire curatif, du profil psychologique du patient, de son contexte familial, etc. La loi française prévoit un accompagnement psychologique dans le cas des tests génétiques à des fins médicales. Mais certaines entreprises qui vendent leurs tests sur Internet livrent leurs résultats sans aucun encadrement. •

L'impact des mesures prophylactiques

Autre impact de la médecine prédictive à prendre en considération : celui de la prise en charge préventive. L'introduction de nouvelles pratiques, dont certaines sont agressives et irréversibles – comme la chirurgie prophylactique – entraîne des problèmes d'acceptabilité et d'image de soi. Certaines études observent ainsi un impact délétère des mammectomies sur l'image du corps et de la sexualité, notamment pour les femmes les plus jeunes. •

TEST DE SUSCEPTIBILITÉ À ALZHEIMER : UN MODESTE SURCROÎT DE STRESS...

C'est le résultat d'une étude sur 162 Américain(e)s dont les parents étaient atteints d'Alzheimer, suivis un an par des chercheurs américains après avoir réalisé ou non un test génétique.

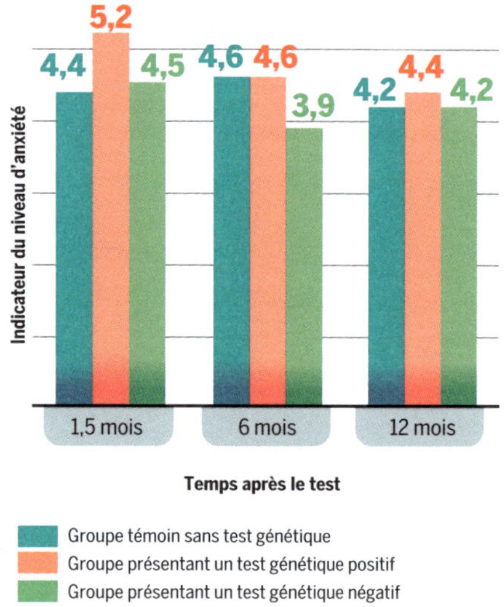

NEJM, juillet 2009

« Je pense qu'il y a un risque non négligeable pour l'individu d'être traumatisé par les résultats des tests en libre accès et de développer des pathologies psychosomatiques, alors qu'il est parfaitement bien portant. »

Marc Delpech, chef du service de biochimie et génétique moléculaire de l'hôpital Cochin (Paris), Audition OPECST, janvier 2014

« Le savoir prédictif suppose ainsi que l'individu doit se méfier de son corps. Sans doute induit-il par la même occasion une posture de défiance face à l'avenir. »

Paul-Loup Weil Dubuc, chercheur en philosophie, Espace éthique Île-de-France, laboratoire d'excellence DISTALZ, « Dépasser l'incertitude, le pari hasardeux de la médecine prédictive », *Esprit*, juillet 2014

Les découvertes fortuites et le droit de ne pas savoir

Quand un séquençage génomique ou un suivi de variables biologiques est effectué à l'occasion d'une consultation pour une pathologie donnée ou bien d'un check-up complet, il arrive que l'on découvre fortuitement un risque de développer d'autres pathologies. Faut-il dès lors les communiquer aux patients ? La question est d'autant plus complexe qu'elle peut également impliquer la descendance de la personne. Doit-on respecter le droit d'un patient de « ne pas savoir », même si ce savoir peut bénéficier à d'autres personnes que lui ? Les avis divergent sur cette question éthique (voir p. 77). •

Des comportements fatalistes, voire à risque

Il n'est pas toujours aisé de transformer la prédiction d'un risque en prise de décisions préventives et thérapeutiques… D'abord, pour nombre de maladies, il n'y a aucune proposition préventive réellement efficace. Le meilleur exemple est la maladie de Huntington (voir ci-contre), une maladie neurodégénérative qui se manifeste à coup sûr en cas de test positif et pour laquelle aucun traitement n'existe à ce jour. Mais un autre problème se pose : des études montrent que, même lorsque des pistes préventives existent, rares sont les personnes adoptant les comportements adéquats pour éviter la survenue des maladies annoncées. Les chercheurs notent plutôt un comportement fataliste, découlant d'un sentiment de « mauvais capital génétique ». Enfin, certains médecins craignent un comportement à risque chez les personnes dont les tests montrent un statut protecteur face à certaines maladies, notamment pour l'obésité ou le diabète. •

focus — Le cas de la maladie de Huntington

La maladie de Huntington est la première pathologie pour laquelle un test présymptomatique fut disponible. En France, les consultations ont débuté en 1992. Des psychologues interviennent avant et après le test. Le désir de savoir et le besoin d'anticiper sont les principales motivations des personnes qui viennent consulter. Toutefois, près de la moitié d'entre elles interrompt la démarche avant de réaliser le test. Preuve d'une lutte intérieure forte entre désir d'anticipation et crainte de l'inéluctable. Concernant l'impact psychologique du test, les médecins ont observé que le nombre de dépressions et de tentatives de suicide suite à l'annonce des résultats était plus élevé parmi les non-porteurs de la mutation que parmi le groupe porteur. Ces réactions paradoxales peuvent s'expliquer par le fait que ces personnes avaient construit leur vie en fonction de cette menace et regrettent certains choix qu'elles avaient faits en conséquence, ou bien par un sentiment de culpabilité vis-à-vis des autres membres de leur famille qui sont, eux, atteints.

TÉMOIGNAGES

Propos recueillis lors de consultations pour le test présymptomatique de la maladie d'Huntington

« Si je suis porteur, je vais quitter ma femme, je ne veux pas qu'elle et mes enfants souffrent de me voir perdre mes facultés. »

« Je prendrai des dispositions financières pour que ma famille ne soit pas en difficulté. »

« Si je suis porteur, je n'aurai pas d'enfant. »

In Gargiulo et Durr, « Anticiper le handicap, les risques psychologiques des tests génétiques », *Esprit*, juillet 2014

Propos recueillis auprès d'une patiente porteuse de la mutation BRCA1 prédisposant au cancer du sein

« Je me sens assez seule parce que je peux pas dire que j'ai quelque chose, c'est un peu virtuel, vous voyez ? Ouais… c'est quelque chose qui est là mais pas là ! C'est quelque chose qu'on a mais qu'on n'a pas alors c'est dur, parce qu'on ne peut pas se plaindre à quelque part ! »

Gallo, « La gestion individuelle du probable à travers la médecine prédictive et le cancer du sein héréditaire », *in Prévoir et prédire la maladie, de la divination au pronostic*, dir. Rossi, Éd. Aux lieux d'être, 2007

EN BREF

1 personne sur 30

est **porteuse saine** de la **mutation à l'origine de la mucoviscidose**. Faut-il les prévenir de la présence de cet allèle muté au risque de les angoisser inutilement ?

1 696 personnes

sont venues demander un **test présymptomatique** de la **maladie de Huntington** depuis 1992 à l'Hôpital de la Pitié-Salpêtrière (Paris),

46 %

ont **abandonné** la démarche en cours de route.

DIABÈTE : LES PERSONNES QUI SE SAVENT À RISQUE PAS PLUS MOTIVÉES QUE LES AUTRES…

Résultats obtenus sur 108 patients américains obèses (dont 74 ayant réalisé un test génétique) inclus dans un programme de prévention du diabète.

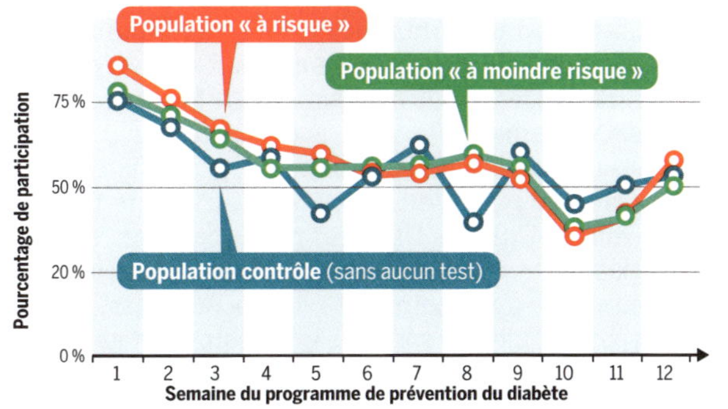

Grant *et al.*, *Diabetes Care*, 36, 2013

VERS UNE REPRODUCTION GUIDÉE PAR LA PRÉDICTION ?

L'essor des tests prénatals…

Depuis 2011, il est possible d'analyser les cellules fœtales circulant dans le sang de la mère. Les avantages de cette approche (possibilité de mise en œuvre précoce et absence de risque pour le bébé) lui ont assuré un développement sans précédent, notamment aux États-Unis, mais aussi sur Internet. En France, cette technique ne peut se pratiquer que sur prescription médicale et porte sur la détermination du sexe et du rhésus fœtal dans le cas de maladies liées au chromosome X ou d'incompatibilité de rhésus mère-fœtus. Depuis 2013, elle est aussi accessible aux femmes à risque d'être porteuses d'un fœtus atteint de la trisomie 21. Pour l'heure non remboursé par la sécurité sociale, le test coûte 650 euros et pourrait prochainement être proposé à l'ensemble des femmes enceintes. Ce qui ouvre la porte à une détection d'un nombre toujours croissant d'altérations génétiques associées à des maladies qui ne sont pas nécessairement gravissimes…

Quand la prédiction sert à la sélection

Lorsque les tests prénatals s'avèrent porteurs d'une mauvaise nouvelle, les couples peuvent opter pour une interruption médicale de grossesse (IMG), ce qu'ils font majoritairement dès lors que la maladie en cause est grave. Dans le cas du diagnostic préimplantatoire (DPI, voir pp. 30-31), l'IMG n'est pas nécessaire : seul le ou les embryons non porteurs de la pathologie que l'on souhaite éviter sont transférés dans l'utérus de la mère. Strictement encadré en France, le DPI n'est autorisé que lorsqu'un couple a une forte probabilité de donner naissance à un enfant atteint d'une maladie grave et incurable. Aucune liste de ces maladies n'existe : les centres agréés pour réaliser des DPI jugent au cas par cas. C'est ainsi qu'en 2008, le DPI a été élargi aux mutations associées à une très forte prédisposition à certains cancers du sein et du côlon. Mais aux États-Unis ou au Royaume-Uni, des DPI sont pratiqués pour des pathologies telles que des prédispositions à l'arthrose ou à la maladie d'Alzheimer. Ce qui pose question, quand les pathologies ne sont pas gravissimes et sachant que ces tests n'indiquent qu'une prédisposition, c'est-à-dire un (petit) surcroît de risque de développer l'affection (voir p. 30).

VERS UNE EXPLOSION DES TESTS NON INVASIFS

Fin 2013, dix mois après le lancement des tests prénatals non invasifs de la trisomie 21, le nombre de patientes testées aux Pays-Bas et en Belgique est passé d'une centaine par mois à plus de 400 par mois.

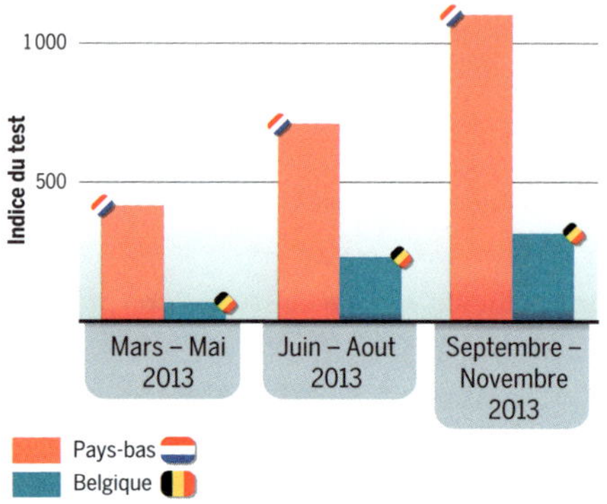

Facts, views and vision in Obgyn, Décembre 2014

EN BREF

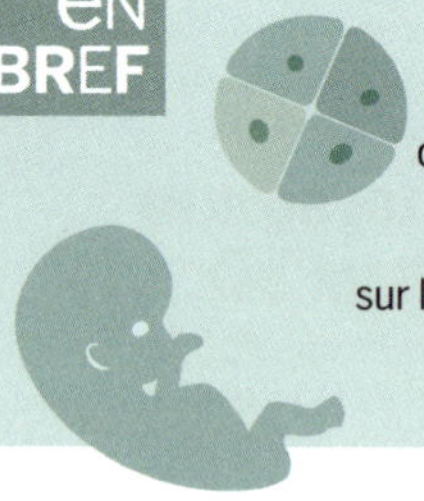

1/4 du marché mondial des **tests ADN** porte aujourd'hui sur l'**embryon** et le **fœtus**.

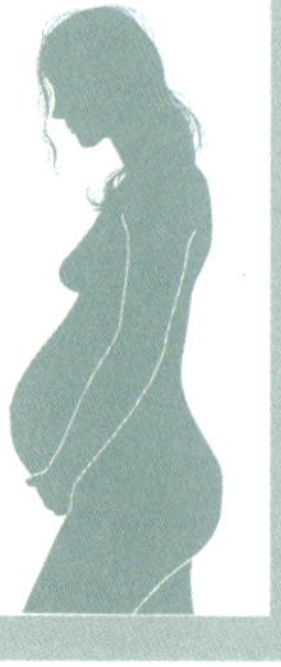

Plus de **3 800** femmes enceintes ont bénéficié en France d'un **test génétique non invasif de la trisomie 21 fœtale** entre début 2013 et fin 2014.

CERBA, 2015

Des tests génétiques « pré-conceptionnels »

La médecine prédictive permet de sonder l'embryon ou le fœtus, mais elle peut aussi être mise en œuvre avant la conception de l'enfant avec des tests dits « préconceptionnels ». Il s'agit de vérifier si les deux membres d'un couple ne sont pas porteurs d'une mutation sur un gène qui, en double exemplaire, pourrait entraîner le développement d'une maladie à leur descendance. Cela se pratique fréquemment lorsqu'un couple a déjà un enfant atteint. Toutefois, l'usage de ces tests tend à se répandre, à la fois sous l'impulsion de sites Internet, qui se spécialisent dans l'appariement des couples en fonction des risques de transmission de maladies génétiques, mais aussi sous l'impulsion de ministères de la Santé, qui visent à réduire la transmission de maladies à forte prévalence dans certaines populations. Et si les deux parents sont porteurs ? L'exemple de l'Arabie saoudite, où le test est obligatoire pour deux maladies (la drépanocytose et la thalassémie), montre qu'on observe une augmentation du nombre de séparations… alors même que la probabilité de transmettre la maladie à l'enfant n'est que de 25 %. Ces tests soulèvent ainsi de délicates questions éthiques et présentent le risque de catégoriser et stigmatiser certaines personnes.

TÉMOIGNAGE

« Le CCNE est conscient de ce que, dans un avenir proche, il sera techniquement plus simple, et peut-être moins onéreux, d'effectuer un séquençage entier du génome fœtal que de sélectionner des régions d'intérêt et d'en réaliser un séquençage ciblé, comme c'est aujourd'hui le cas. [...] Une lecture complète du génome fœtal conduirait à l'identification de prédispositions à des maladies survenant à l'âge adulte. Il s'agirait, dans la majorité des cas, de la prédiction d'une faible augmentation de la probabilité de survenue de maladies multifactorielles (diabète par exemple) et de gravité variable. Ces prédictions pourraient avoir un effet particulièrement anxiogène pour la femme enceinte ou le couple. »

Avis n° 120 du Comité consultatif national d'éthique, 25 avril 2013

LES TESTS PRÉNATALS

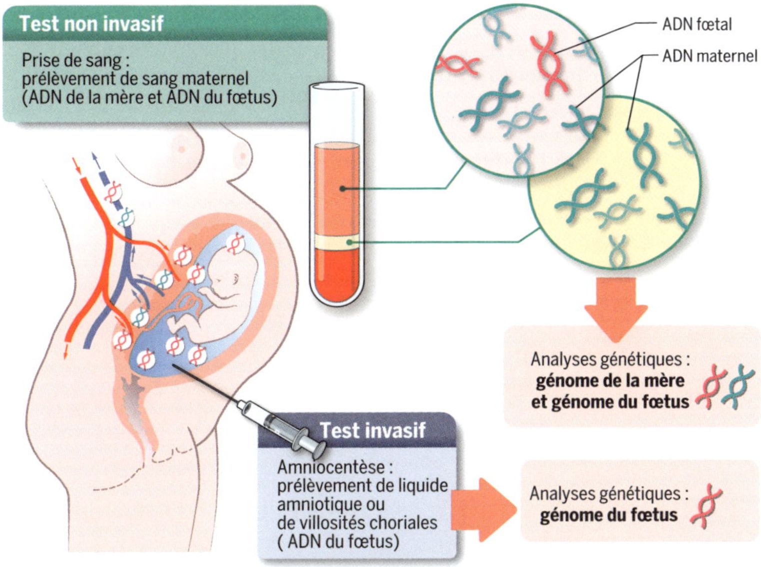

Le marché des tests prénatals non invasifs :

2012	**222 M$**
2013	**534 M$**
(2020	**2 000 M$**) Estimation

64,5 % des revenus de ces tests concernent les **États-Unis en 2013**

Source des données chiffrées : *Transparency Market Research*

UNE HISTOIRE

Transmettre un handicap…

Selon une enquête publiée en 2006, 3 % des cliniques américaines pratiquant le DPI ont utilisé cette technique pour transmettre un handicap – nanisme et surdité essentiellement – à la demande de parents soucieux que leur descendance partage leur particularisme. « Que les sourds et les entendants aient les mêmes droits est une pierre angulaire de nos sociétés et lois modernes. Si les entendants ont le droit de supprimer des embryons "sourds" alors nous, en tant que sourds, devrions avoir le droit de supprimer les embryons "entendants" », défendait ainsi en 2008 un couple d'anglais atteint de surdité.

LE DÉFI DU STOCKAGE DES DONNÉES

Une médecine avide de données

La médecine prédictive nécessite de vastes bases de données. En phase de recherche, les études portent sur plusieurs milliers de personnes et impliquent de collecter les caractéristiques génétiques et cliniques des individus. En phase d'application, la médecine prédictive vise à réunir de multiples informations sur chaque patient, depuis son profil génétique jusqu'à ses habitudes de vie, en passant par l'histoire familiale et une foule de marqueurs biologiques. Comment stocker cette extraordinaire masse d'informations et la mettre à jour en continu? La multiplication de ces «bio-banques» soulève aussi de nombreuses questions éthiques: à qui appartiennent ces données? Comment garantir leur protection et leur anonymat? Questions d'autant plus brûlantes que des sociétés comme Google et IBM proposent d'ores et déjà de stocker ces informations… •

La nécessité d'un cadre juridique protecteur

En croisant des séquences génétiques anonymes avec des données généalogiques et géolocalisées présentes dans des bases de données publiques, des scientifiques américains sont parvenus à ré-identifier des participants à des projets de recherche. La preuve que l'anonymisation des séquences génétiques a des limites… D'où la nécessité d'un cadre juridique pour les banques de données produites par la médecine prédictive. En France, la collection d'échantillons biologiques humains est soumise à autorisation et encadrée par le code de la santé publique. Toutefois, le fait que le nombre d'échantillons explose, conjugué à l'irruption de la génétique «récréative», *via* les tests en libre accès sur Internet, nécessite de compléter les règles. Au niveau européen, le Parlement est en train de réviser son règlement relatif à la protection des données personnelles et mentionne les données génétiques comme «données sensibles». L'un des piliers de la protection des données réside dans le consentement éclairé. Mais cette approche s'applique difficilement à la recherche, où les objectifs peuvent évoluer dans le temps. •

L'HUMANITÉ PRODUIT TOUJOURS PLUS DE DONNÉES INFORMATIQUES…

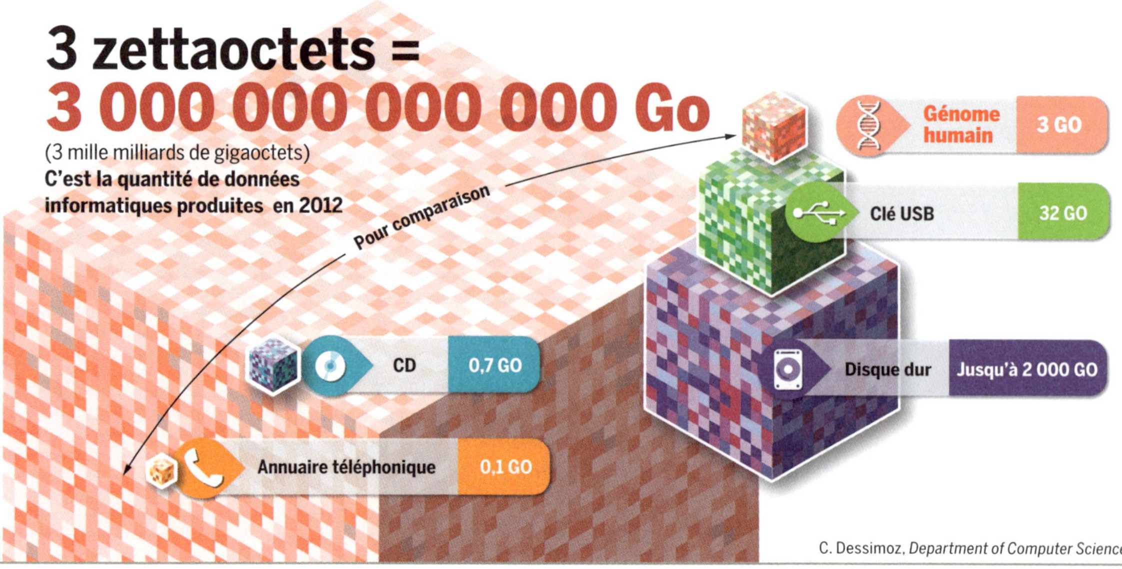

C. Dessimoz, *Department of Computer Science*

UNE HISTOIRE

L'Islande (presque) entièrement séquencée

En 1998, la société privée de biotechnologie Decode, fondée par un Islandais et basée aux États-Unis, propose un projet sans précédent à l'Islande : séquencer le génome de l'ensemble de la population, afin de mieux comprendre les causes des maladies qui l'affectent. Les parlementaires acceptent et accordent à la société une exclusivité de douze ans sur les dossiers médicaux des Islandais. Une partie des bénéfices que l'entreprise était censée réaliser, notamment *via* la découverte de nouveaux médicaments, devait retourner à l'État islandais. Dans ce programme, chaque Islandais était « consentant présumé », autrement dit, ceux qui ne se déclaraient pas explicitement opposés au projet voyaient leurs dossiers médicaux et d'éventuels échantillons biologiques prélevés automatiquement transmis à l'entreprise…

Mais en 2003, la cour suprême islandaise annule le contrat controversé, l'entreprise pouvant toutefois poursuivre dans cette voie en utilisant les données accumulées sur environ 100 000 Islandais. Puis, en 2012, l'entreprise a été achetée par le leader mondial des médicaments biotechnologiques, Amgen, qui continue d'exploiter à des fins commerciales ces données collectées en Islande. Un article publié dans la revue *Nature genetics* en mars 2015 offre ainsi un portrait détaillé des variations génétiques des Islandais et dévoile de nouveaux variants liés à des maladies. « C'est désormais l'heure de transformer ces découvertes en applications médicales utiles », peut-on lire dans l'éditorial de cette revue. Mais quid des contreparties pour les Islandais ? Une société privée peut-elle exploiter une ressource publique ?

ÉVOLUTION DES CAPACITÉS DE SÉQUENÇAGE DE L'ADN

Le génome humain comporte trois milliards de paires de bases.

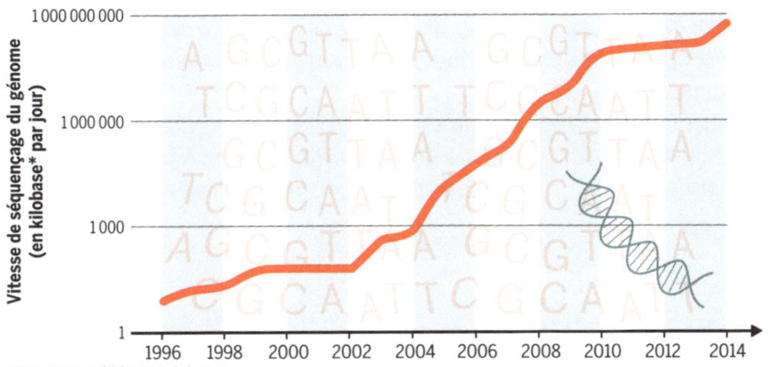

* 1 kilobase = 1 000 paires de bases

Science News

« Il faut responsabiliser les citoyens et appeler leur attention sur la nécessaire confidentialité qui s'attache [aux] données [génétiques]. »

Frédérique Lesaulnier, coordinatrice du pôle santé du service des affaires juridiques, Auditions publiques de l'OPECST, Rapport « Les progrès de la génétique, vers une médecine de précision? Les enjeux scientifiques, technologiques, sociaux et éthiques de la médecine personnalisée », 2014

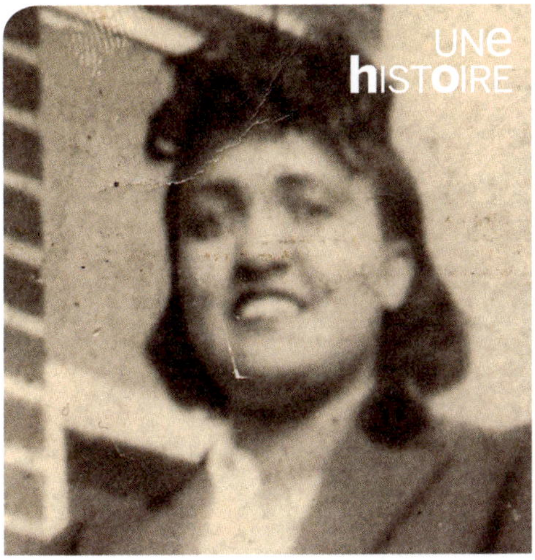

Henrietta Lacks, ou l'immortalité sans consentement

En 1951, Henrietta Lacks, Américaine âgée de 31 ans décède des suites d'un cancer de l'utérus. À son insu, les médecins prélèvent ses cellules cancéreuses grâce auxquelles ils produisent une lignée de cellules immortelles (capables de se diviser indéfiniment dans des boîtes de culture) baptisée HeLa. Ces cellules sont depuis utilisées quotidiennement par des chercheurs du monde entier. Elles ont alimenté nombre de publications scientifiques et participé au développement de nombreux médicaments et vaccins. En 2013, le génome des cellules HeLa – donc celui d'Henrietta Lacks – est publié dans la revue *Nature*, sans prévenir les descendants, qui ont alors accusé les chercheurs d'avoir diffusé des données qui relevaient de la sphère privée. Ils ont désormais un droit de regard avant toute publication impliquant le génome de ces cellules.

DES DÉTOURNEMENTS D'USAGES

Quand la prédiction s'invite devant les tribunaux

Jusqu'à un passé récent, les caractéristiques biologiques n'étaient utilisées par les tribunaux que pour l'identification des personnes. Aujourd'hui, des données issues des neurosciences sont parfois utilisées pour plaider l'irresponsabilité des adultes ou l'immaturité cérébrale des adolescents. Plus délicat encore : en 2009, une cour d'assise italienne a accordé une réduction de peine à un meurtrier porteur de mutations génétiques censées prédisposer à des comportements agressifs violents. Autre situation où la médecine prédictive pourrait s'inviter en justice : un scientifique américain travaille sur un « détecteur de risque de récidive », fondé sur un test d'imagerie cérébrale élaboré après une étude rétrospective sur 96 criminels. Des travaux contestés parmi les chercheurs. Mais qui soulèvent d'épineuses questions. Maintiendra-t-on en prison des récidivistes potentiels pointés comme tels par un test cérébral ? Condamnera-t-on, ou au contraire acquittera-t-on, sur la base d'une « prédisposition » au passage à l'acte ?

UNE HISTOIRE

Un cas de discrimination génétique

Pamela Finks est directrice des relations humaines du fournisseur de gaz et d'électricité MXenergy. Ses deux grandes sœurs ont toutes les deux développé un cancer du sein. En 2004, cette mère de deux enfants décide de réaliser le test génétique de prédisposition au cancer du sein familial et découvre qu'elle est porteuse de la mutation BRCA2 qui augmente considérablement son risque d'être atteinte de ce cancer (voir p. 37). Cinq ans plus tard, elle procède à une mammectomie préventive et en parle ouvertement à son employeur. De retour au travail, elle découvre qu'elle a perdu ses responsabilités, puis se fait licencier quelques mois plus tard. Elle porte plainte pour discrimination génétique. Sa plainte est toujours en cours de traitement.

LA MAJORITÉ DES FRANÇAIS PERÇOIT UN RISQUE DANS LE DÉVELOPPEMENT DE LA MÉDECINE PRÉDICTIVE

Sondage réalisé par *Opinionway* sur 1117 Français en janvier 2014.

Question : « **Quels sont les risques liés à la médecine prédictive ?** » (trois réponses possibles)

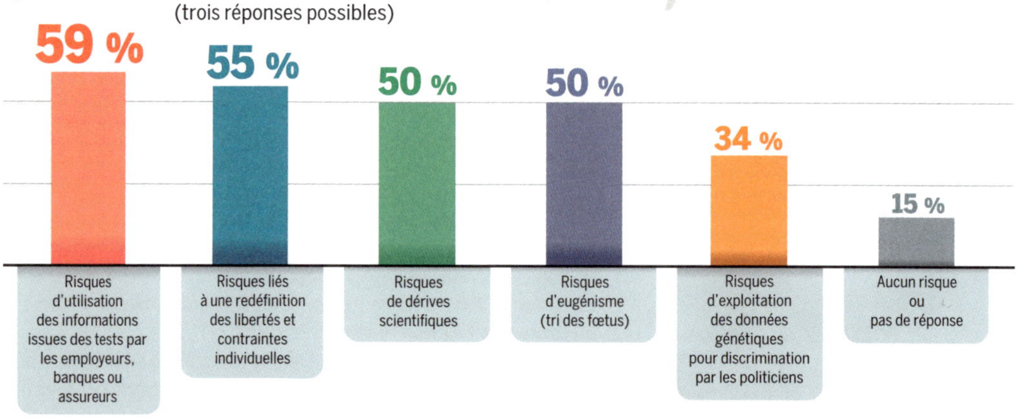

VERS UN TOURISME DE L'ASSURANCE ?

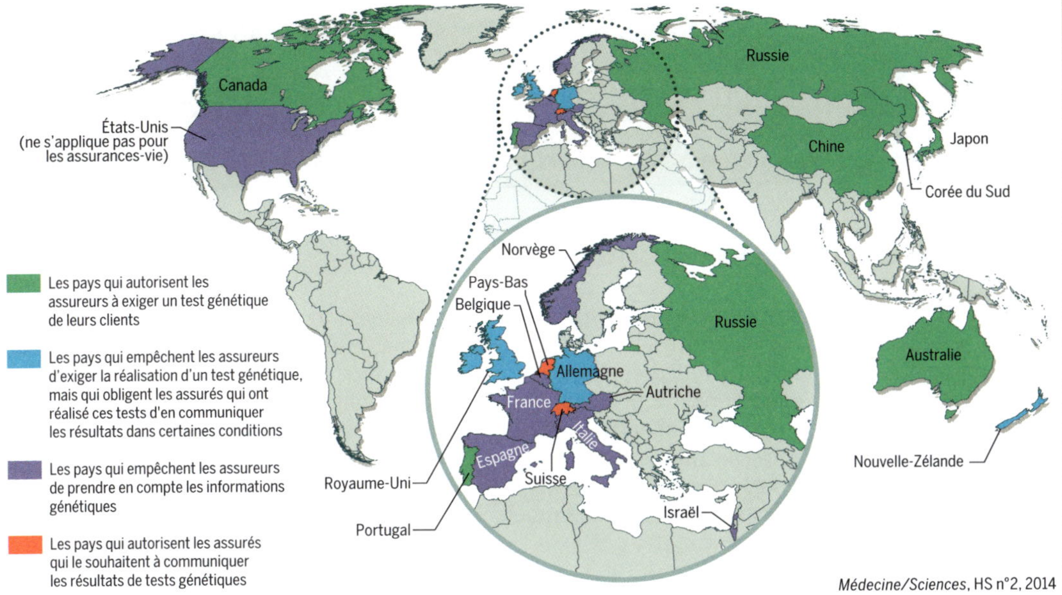

Médecine/Sciences, HS n°2, 2014

Le cas des assurances

Les assurances privées prennent déjà en compte nombre de données médicales pour établir leur contrat. Toutefois, le développement des capacités prédictives de la médecine pourrait les inciter à procéder à des tarifications en fonction du profil génétique des clients. Les assureurs craignent aussi que des personnes disposant d'informations sur une prédisposition génétique les leur cachent et souscrivent à des contrats sur la base de ces informations, ce qui finirait par fausser leurs calculs utilisés pour définir la couverture de risque. De nombreuses législations coexistent actuellement, allant de l'interdiction de demander toute information génétique, à l'obligation de communiquer aux assureurs les résultats des tests. •

Des tests génétiques à l'embauche ?

Connaître l'état de santé de ses employés et leurs risques de développer certaines maladies intéresse particulièrement les employeurs… Plusieurs cas de discrimination génétique ont défrayé la chronique, notamment celle menée par la compagnie de chemin de fer américaine *Burlington Northern Santa Fe Railroad* au début des années 2000. L'entreprise procédait à des tests génétiques de prédisposition au syndrome du canal carpien à l'insu de ses employés, afin de prouver que les douleurs de ses ouvriers n'étaient pas dues aux conditions de travail. Ce qui lui évitait de devoir verser des dommages pour maladie professionnelle. Suite à cette affaire, de nombreux pays ont adopté des réglementations pour se prémunir contre les discriminations génétiques. Aujourd'hui, la plupart des pays, dont la France, la Suède, la Finlande, le Danemark et les États-Unis, interdisent l'utilisation des tests génétiques à l'embauche. •

EN BREF

Évolution du nombre de plaintes recensées pour **discrimination génétique** aux États-Unis.

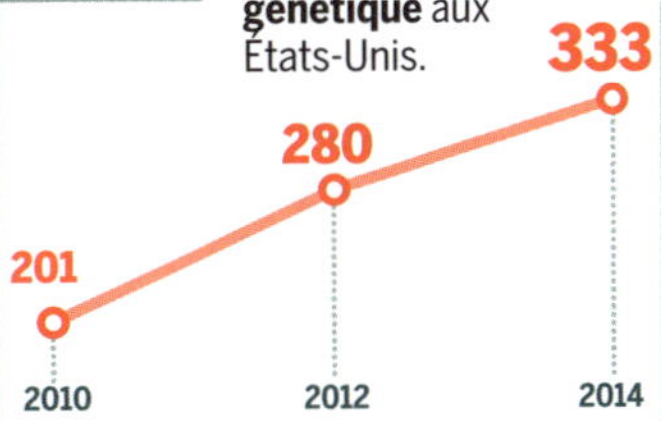

Equal Employment Opportunity Commission

Au Royaume-Uni, les assureurs **ont le droit** de demander **les résultats du test présymptomatique de la maladie de Huntington** pour les assurances-vie dépassant 500 000 livres.

« Prendre une décision d'embauche en se fondant sur la probabilité qu'un individu serait prédisposé à développer une maladie plutôt que sur sa capacité avérée à faire son travail est discriminatoire. »

Organisation internationale du travail

VERS UNE AGGRAVATION DES INÉGALITÉS DE SANTÉ ?

Une médecine pour riches ?

La médecine prédictive implique des instruments de pointe et un surcoût pour des tests pas toujours pris en charge par les assurances maladies. Nombre d'experts soulignent ainsi le risque d'une inégalité d'accès – financière ou territoriale – à cette médecine. Une inégalité que la place dominante du secteur privé dans ce domaine et l'irruption des tests génétiques vendus par Internet exacerbent, puisque seules les personnes informées et avec suffisamment de moyens financiers accèdent aujourd'hui à ces offres. En outre, les patients porteurs de mutations ne sont pas considérés comme malades et ne peuvent donc pas bénéficier d'une prise en charge à 100 %. Or les examens, la surveillance, voire les traitements préventifs peuvent être onéreux.

LES INÉGALITÉS DE SANTÉ DANS LE MONDE

Les inégalités de santé actuelles posent la question de l'accès futur à cette médecine prédictive : sera-t-elle réservée aux pays riches ?

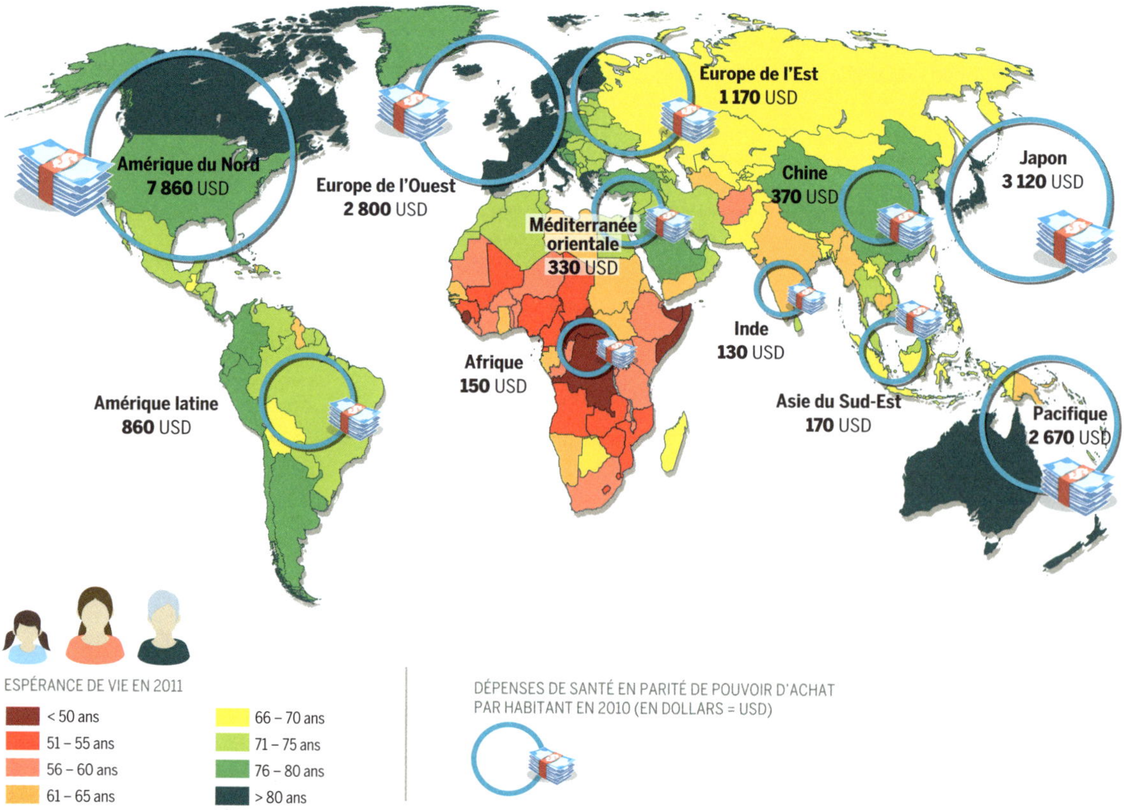

OMS, 2012

Brevetabilité ?

La plupart des séquences génétiques liées à des maladies ont fait l'objet d'un brevet, incluant un droit de monopole sur les tests les utilisant. Par exemple, une mutation dans un gène impliqué dans l'hémochromatose (qui touche 1 personne sur 300) a été brevetée en 1998 par un laboratoire privé américain et une licence exclusive d'exploitation de ce brevet avait été accordée à un laboratoire pharmaceutique. Idem pour les gènes BRCA1 et BRCA2 prédisposant aux formes familiales du cancer du sein, brevetés par la société américaine *Myriad Genetics*, lui assurant un monopole sur la réalisation de ces tests jusqu'en 2013 aux États-Unis. Ces situations ont entraîné des surcoûts, mais aussi des refus de certains pays de rembourser, voire de proposer ces examens, d'où une source d'inégalité territoriale. Aujourd'hui, il n'est plus possible de breveter des séquences génétiques aux États-Unis. En revanche, l'ADN complémentaire (impliqués dans de nombreuses applications médicales) et les méthodes mises en œuvre dans les tests génétiques peuvent encore faire l'objet de brevet. En Europe, le brevet sur des séquences génétiques est encore possible mais très encadré, afin d'éviter notamment les risques de monopole. •

Une fragilisation du principe de l'assurance maladie ?

En France, l'assurance maladie fonctionne sur un principe de solidarité et de « voile d'ignorance » : tout le monde cotise « au cas où », en fonction de ses revenus. Les biens portants contribuent ainsi à soigner les malades. Or en informant sur les facteurs de risques, la médecine prédictive lève ce voile d'ignorance et pose plusieurs défis à ce principe de solidarité. Jusqu'à quel point les personnes à « faible risque » accepteront-elles de financer la prise en charge des profils génétiques à risque élevé ? Lorsque la connaissance du risque s'accompagne de solutions préventives, ne sera-t-on pas tenté de lier l'assurance-maladie au comportement du patient ? Prenons le cas d'une personne qui se sait porteuse d'une mutation favorisant le cancer des poumons, mais qui continue de fumer et développe ce cancer : l'assurance-maladie devra-t-elle distinguer le risque subi (lié à son patrimoine génétique) du risque choisi (lié à ses habitudes de vie) et déterminer sa prise en charge en fonction des comportements des patients ? Autre exemple : doit-on désormais rembourser les médicaments en fonction des tests de pharmacogénomiques (voir pp. 50-51) et ne réserver ainsi les traitements novateurs qu'aux personnes dont le test montre qu'ils y répondent efficacement ? •

NOMBRE DE BREVETS DÉPOSÉS EN EUROPE : LES TECHNOLOGIES MÉDICALES EN TÊTE

1. **Technologies médicales** — **11 124** + 3,2 %
2. **Machinerie électrique** — **10 944** + 3,2 %
3. **Communication numérique** — **10 018** + 3,2 %

Entre 2004 et 2014

Office européen des brevets, 2015

DES INÉGALITÉS SOCIALES FACE AU DÉPISTAGE DU CANCER DU SEIN EN FRANCE

Les femmes les moins aisées et les moins formées effectuent moins de contrôle. Cette inégalité socio-économique ne risque-t-elle pas de s'accroître avec l'irruption d'une médecine participative basée sur de fréquents contrôles ?

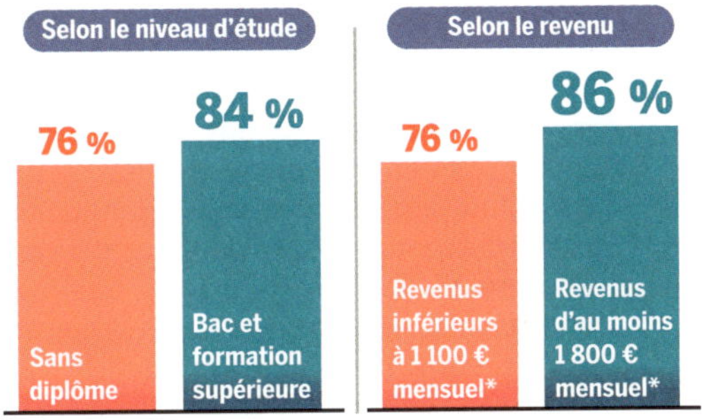

% Pourcentage de femmes (50 à 74 ans), ayant eu une mammographie entre 2008 et 2010

* Revenus nets du ménage par unité de consommation

DREES, 2015

EN BREF

20 dollars de *royalties* par test demandés par *SmithKline Beecham Clinical Laboratories* pour l'utilisation de **tests génétiques présymptomatiques** de l'hémochromatose en 1998.

D. Stoppa-Lyonnet

5 à 10 % des personnes sont couvertes par une **protection sociale** en **Afrique subsaharienne** et **Asie du Sud**, **20 à 60 %** le sont dans les **pays à revenus moyens**. OMS

DIDIER SICARD
Médecin, ancien président du Comité consultatif national d'éthique (CCNE)

La médecine prédictive est guidée par le marché

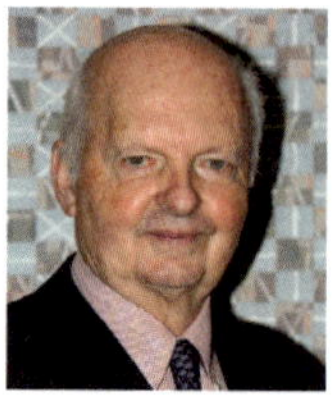

L'idée selon laquelle un gène code un destin est fausse. Le schéma classique du gène codant pour une protéine, causant une maladie, est actuellement remis en question. Nos gènes se trouvent sur des chromosomes, enroulés dans nos cellules et leur traduction en protéines dépend notamment de la conformation de ces enroulements, mais aussi des autres gènes proches d'eux ou des mutations que l'on peut trouver dans la séquence ADN alentour. En outre, les protéines produites ont aussi un effet rétroactif sur l'activité des gènes. Sans parler des facteurs de l'environnement (température, médicaments, infections, etc.), qui modulent aussi la lecture des séquences de gènes. Bref, c'est d'une complexité infinie ! Sauf dans le cas d'une centaine de maladies génétiques, dites mendéliennes, où la présence d'une ou plusieurs mutations permet d'annoncer avec certitude une maladie, comme la maladie de Huntington ou les thalassémies. Mais il n'est pas possible de généraliser à l'ensemble des maladies d'origine génétique. Or c'est précisément ce que fait la médecine prédictive actuelle. En basculant des maladies génétiques mendéliennes aux maladies communes et multifactorielles, la médecine prédictive tombe dans un côté divinatoire proche de l'astrologie, qui pour moi relève de l'escroquerie.

> « C'est le marché, et non la science, qui a pris en main la médecine prédictive. »

L'objectif, conscient ou inconscient, de cette médecine prédictive est de prendre dans les mailles de son filet la totalité de l'humanité : les bien portants comme les malades. Si la médecine ne s'occupait que de gens malades, elle serait en faillite. Là, il y a un réservoir sans fin, quantitativement et qualitativement. Quoi de plus extraordinaire pour un marché que d'avoir un territoire infini ? C'est le marché, et non la science, qui a pris en main la médecine prédictive. Prenons l'exemple de la mucoviscidose, maladie dont la prise en charge est relativement efficace, qui peut, selon les cas, se révéler plus ou moins tard et dont les conséquences peuvent être dramatiques, mais aussi modérées. À part pour les enfants dont la maladie ne serait pas dépistée lors des premiers symptômes, je ne vois pas l'intérêt d'un dépistage dès la naissance. L'argument selon lequel prédire la mucoviscidose permet d'améliorer le destin de ces enfants me paraît infondé. En revanche, la qualité de la prise en charge et les nouveaux traitements ont plus contribué à améliorer le pronostic que le dépistage. Autre exemple : savoir que l'on a 3,7 % de risque de développer un diabète n'a aucun sens. Quelques obsessionnels ne prendront peut-être plus de sucre dans leur café. Mais pour la plupart, cette information n'aura pas d'impact sur nos comportements. Qu'une information puisse changer des comportements me paraît une utopie. Voilà des décennies que l'on sait que fumer tue et pourtant… Tout se passe comme si on confiait la mission de prévention au dépistage qui bénéficie d'une image scientifique, donc positive. Or, dans bien des cas, on se rend compte que les dépistages ne changent pas réellement la mortalité, sauf dans le cas du cancer du côlon. On continue par exemple à dépenser des millions d'euros chaque année pour le dépistage du cancer de la prostate, alors que ces analyses présentent effectivement un intérêt pour la surveillance après opération, mais pas pour le dépistage en population générale. On maintient ces examens coûteux parce que d'une part, le public ne comprendrait pas que l'on fasse marche arrière et d'autre part, parce qu'il existe aujourd'hui des centaines de structures qui vivent de cette activité. Et un marché… •

STÉPHANIE HENNETTE-VAUCHEZ
Professeure de droit public, Université Paris Ouest Nanterre La Défense, Centre de théorie du droit / CREDOF

Le droit de ne pas savoir

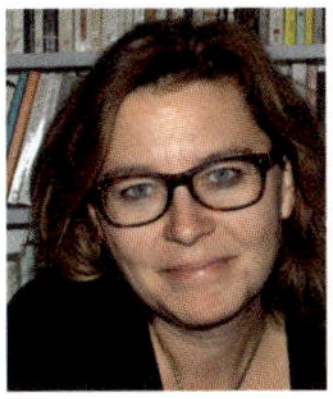

Depuis la loi bioéthique de 2004, la question de l'examen des caractéristiques génétiques a débordé le cadre traditionnel du «colloque singulier» entre le patient et le médecin. En effet, le législateur a construit un cadre nouveau, où la personne qui consent à un tel examen prend en réalité une décision qui va au-delà de sa propre santé et engage sa responsabilité vis-à-vis des tiers susceptibles d'être concernés. Cette rupture est marquante – et les règles élaborées dans ce cadre nouveau ne sont pas simples.

Dès 2004, l'ambition du législateur est d'affirmer la responsabilité qui pèse sur la personne se soumettant à l'examen de ses caractéristiques génétiques vis-à-vis de sa parentèle. Lors des débats, cette question a été abondamment commentée et si, *in fine*, le texte issu de la loi du 6 août 2004 précisait bien qu'«aucune action en responsabilité» ne pourrait être engagée à l'encontre d'un patient n'ayant pas transmis l'information relative à son anomalie génétique, celui issu de la loi du 7 juillet 2011 revient à la charge et affirme désormais que «la personne est tenue d'informer les membres de sa famille potentiellement concernés [...] dès lors que des mesures de prévention ou de soins peuvent leur être proposées». C'est donc bien un principe de responsabilité qui gouverne aujourd'hui la question – fût-il cantonné aux hypothèses où des mesures de prévention ou de soins existent vis-à-vis de l'affection génétique en cause.

> « La volonté d'une personne de ne pas être informée doit être respectée. »

Mais quid, alors, du droit de ne pas savoir? Ce droit est clairement affirmé, comme par exemple dans la Convention d'Oviedo dont l'article 10 dispose: «Toute personne a le droit de connaître toute information recueillie sur sa santé. Cependant, la volonté d'une personne de ne pas être informée doit être respectée.» Sur ce point, le dispositif instauré par la loi de 2011 entend marquer une avancée et une clarification considérables, puisqu'elle envisage clairement l'hypothèse où le patient ne voudrait pas savoir: «Si la personne a exprimé par écrit sa volonté d'être tenu dans l'ignorance du diagnostic, elle peut autoriser le médecin prescripteur à procéder à l'information [de la parentèle].» Elle organise donc en amont (i.e. c'est-à-dire avant la réalisation de l'examen des caractéristiques génétiques) les modalités de l'information.

> « La personne est tenue d'informer les membres de sa famille potentiellement concernés. »

La loi française cherche donc ici à concilier l'intérêt collectif (celui de la parentèle) et l'intérêt individuel (de la personne examinée). Si le principe reste celui de l'obligation d'information, les exceptions se multiplient. C'est par exemple le cas en matière de diagnostic pré-implantatoire, où la loi prévoit qu'en cas de «maladie gravement invalidante, à révélation tardive et mettant prématurément en jeu le pronostic vital» chez l'un des grands-parents (par exemple la chorée de Huntington), un couple peut procéder à un DPI sans qu'aucun test génétique n'ait à être fait sur eux. Ce qui permet de préserver le droit de ne pas savoir tout en protégeant la parentèle. •

ANNEXE

QU'EST-CE QUE L'ADN ?

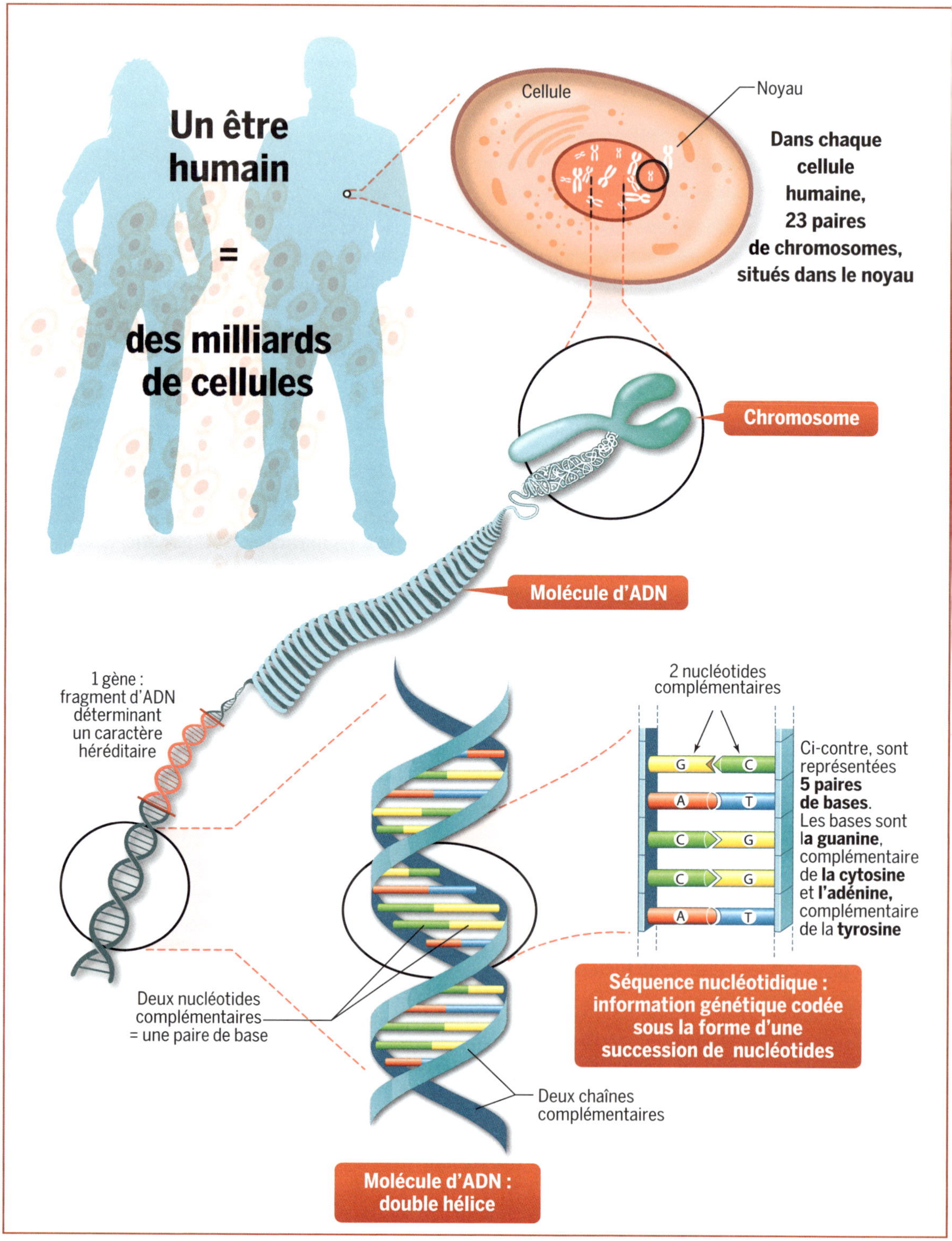

POUR ALLER PLUS LOIN

OUVRAGES

- Benoît Bayle, *À la poursuite de l'enfant parfait. L'avenir de la procréation humaine*, Éditions Robert Laffont, 2009
- Catherine Bourgain et Pierre Darlu, *ADN, superstar ou superflic ? Les citoyens face à une molécule envahissante*, Éditions du Seuil, 2013
- *Questions éthiques en médecine prédictive*, coordonné par A. de Bouvet, P. Boitte et G. Aiguier, Éditions John Libbey Eurotext, 2006
- Jean Dausset, *Introduction à la médecine prédictive*, Académie des Sciences, 2001 (accessible sur : www.academiedentaire.fr/attachments/0000/0017/45_3_Dausset.pdf)
- *Médecine, prédictions à risque*, Revue *Esprit*, juillet 2014
- *Tests génétiques, questions scientifiques, médicales et sociétales*, Expertise collective, Inserm, 2008 (accessible sur : www.inserm.fr/content/download/7151/55238/file/tests+génétiques.pdf)
- Bertrand Jordan, *Autisme, le gène introuvable*, Éditions du Seuil, 2012
- Bertrand Jordan, *Au commencement était le Verbe, une histoire personnelle de l'ADN*, Éditions EDP Sciences, Paris, 2015
- *Médecine « personnalisée » et innovations biomédicales : enjeux de santé publique, économiques, éthiques et sociaux,* Hors Série n° 2, vol. 30, Médecine/Sciences, 2014
- *La médecine prédictive : liberté ou fatalité ?* Journées d'éthique médicale Maurice Rapin, Éditions Médecine/Sciences Flammarion, 2003
- Jules Romains, *Knock ou le triomphe de la médecine*, Éditions Folio (1972) ; première parution en 1924
- *Prévoir et prédire la maladie, de la divination au pronostic*, sous la direction d'Ilario Rossi, Éditions Aux lieux d'êtres, 2007.
- Jacques Ruffié, *Naissance de la médecine prédictive*, Éditions Odile Jacob, 1993
- Didier Sicard, *La Médecine sans le corps : une nouvelle réflexion éthique*, Éditions Plon, 2002
- Didier Sicard, *L'alibi éthique*, Éditions Plon, 2014

SITES INTERNET

- L'agence de la biomédecine : www.agence-biomedecine.fr/ et www.genetique-medicale.fr/
- Les états généraux de la bioéthique : www.etatsgenerauxdelabioethique.fr/la-medecine-predictive.html
- Orphanet, le portail des maladies rares : www.orpha.net
- Un dossier du CNRS sur la médecine prédictive : https://lejournal.cnrs.fr/articles/les-9-questions-cles-de-la-medecine-predictive-partie-1
- Le site Eurogentest, plateforme sur les tests génétiques fondée par la Commission européenne : www.eurogentest.org/
- Le rapport de l'Office parlementaire d'évaluation des choix scientifiques et techniques (OPECST) intitulé : *Les progrès de la génétique, vers une médecine de précision? Les enjeux scientifiques, technologiques, sociaux et éthiques de la médecine personnalisée* (2014) : www.assemblee-nationale.fr/14/pdf/rap-off/i1724.pdf

INDEX

IMPRIM'VERT®

Imprimé en France par Chirat – 42540 Saint-Just-la-Pendue
N° d'imprimeur : 201507.0136 - Dépôt légal : septembre 2015
N° d'édition : 70119317-01